突然
歩けなくなる

脊柱管狭窄症

牧野申吉
Makino Shinkichi

現代書林

はじめに

この本を手にとって開いてくださったみなさん。

みなさんは、脊柱管狭窄症《せきちゅうかんきょうさくしょう》で悩んでいる方々だと思います。

あるいはご家族のだれか——ご主人とか奥さん、あるいはご両親、おじいさん、おばあさん、あるいはまだ若い息子さん、娘さんが「脊柱管狭窄症です」といわれて、それで「脊柱管狭窄症ってどんな病気なんだろう」「何かいい方法はないか」と探していたのではないでしょうか。

脊柱管狭窄症の方は、とても数が増えています。前は中高年から高齢者が多かったのに、いまは若い人も増えています。狭窄症はじわじわ進んで、座骨神経痛になって足がしびれたり、ある日突然歩けなくなったりします。間欠性跛《かんけつせいは》行《こう》で、痛くて痛くて、前かがみで歩いて、ちょっと休んで、また歩く、という状態です。まったく家から出られなくなったりもします。

病院に行って治療してもなかなかよくならない。「手術したら治りますよ」といわれて、「あ、そうですか」と安心して、手術しても、少しするとまた痛みが出てくる……。もっとひどくなることもあります。「お年がお年だから、仕方ありませんね」といわれて、「そうか、年だから仕方ないんだ」とあきらめている人もたくさんいます。

でも安心してください。脊柱管狭窄症は、ちゃんとよくなります。80歳、90歳で、確かにこれ以上は無理、という場合はあります。それでもちゃんと歩けるようになり、立ったり座ったり、日常生活がぐんとラクになるくらいには、かなりよくなります。

私の治療院は、全国から患者様が来院されます。日本全国どころかアメリカとか、外国からも来院されます。

患者様の90％は脊柱管狭窄症です。みなさん、たいていは3、4軒以上あちこちで治療して、そして「何軒も回ったのですが一向によくなりません。どうしたらよいでしょうか」といって来院されるのです。家族の方がホームページであれこれ探してくることもあります。

私のところは別に脊柱管の専門治療院ではないのです。座骨神経痛、椎間板ヘルニア、変形性膝関節症、顔面神経麻痺……ほかの治療も全部しています。それでも9割が脊柱管狭窄症の患者様になってしまいます。つまりそれだけ脊柱管で悩んでいる患者様が多いのでしょう。

というか、治療してもなかなか治らない——病院や鍼や整体などで治療してもらっても、なかなかよくならない方が多いのだと思います。ほかでなかなか改善しなかったが、ここでよくなった、というので、口コミで広がったり紹介されたり、私のところのホームページ（http://www.makino-apc.com/）で実績を見たりして、「助けてください」「治してください」「後縦靭帯骨化症といわれたんですが」「甲状腺の病気といわれたんですが、もしかしたら脊柱管狭窄症ではないでしょうか」といってこられるのです。

患者様は、いろいろと探した末に「ワラにもすがる思いで来ました。助けてください」と訴えます。

だから私のところは、いわば「さまよう患者様の駆け込み鍼灸院」なのです。でも、それは自覚症状が改善するから来院するのです。だからあきらめてはいけません。

患者様はだいたい3か月をメドに「卒業」していかれます。そうして卒業したOB患者様たちが、また別の人に話したり、アンケートに〝真実の声〟を書いてくれたりして、それをホームページでまた多くの患者様たちに見ていただいたりできるのです。

脊柱管狭窄症を治すには、次の四つが必要です。

①正しい医学的な知識を得ること。

②高い技術を持った医師や治療師にかかること。
③正しい養生法をすること。
④心の不安を取り除き、患者様に「よくなるんだ」と自信をもたせてあげること。

これらはどんな病気でも必要なのですが、とくに脊柱管狭窄症では大事です。
一つずつ説明していきましょう。

①正しい医学的な知識を得ること。

自分の病気の知識はちゃんと持っておきましょう。「自分の病気はどういう原因で起こったのか」「いまどういう状態なのか」「治すにはどんな方法があるのか」。

脊柱管狭窄症でいちばん大事なのは、神経です。
脊髄から神経が枝分かれしていく根っこ部分を神経根というのですが、脊柱管狭窄症では、この神経根の近くに筋肉の硬直があって、それが神経根を圧迫しています。この硬直をといて、圧迫をとってやると、神経に栄養を運ぶ栄養動脈がスムーズに流れ、神経に栄養が行き渡り、神経線維が自然と修復されて、その結果、神経の情報伝達が行き届いて、骨も筋肉も自然と健全な状態に回復していきます。

「脊柱管が狭くなって神経を圧迫するから、管を広げるのだ」というので骨を削る手術をしたりしますが、手術をしなくても、神経の力で骨も筋肉も戻るのです。こういう変化は、レントゲンやＭＲＩでちゃんと変化がわかるので、検査も大事です。

②高い技術を持った医師や治療師にかかること。

病気を治すにはまず正しい診断が下せないとダメです。でもいくら診断が正しくても、高い技術がないと、やっぱりダメです。いまはネットなどで情報が伝わりやすいので、治ったという評判を読むことができます。ただ、ネットは情報操作されていいことばかり流すことが多いのです。できればそこで治療を受けた患者様たちのじかの声を聞けるといいでしょう。

脊柱管狭窄症は、整形外科や鍼灸院、接骨院、またカイロプラクティックや整体でも扱っていて、それぞれの治療法をしています。

私の場合は、普通の鍼治療でなく、「牧野式透刺鍼」という特殊な技術です。奥深いところに届く長い中国鍼を使います。

③正しい養生法をすること。

養生法には、からだの養生と心の養生と、二つあります。両方大事です。

・からだの養生

脊柱管狭窄症は養生法で未然に防げます。また、悪化して歩けないような状態でも、養生一つで、ガラッとよくなります。痛いときは安静にすること。

「寝てはいられない」という人でも、座りっ放しなら30分に1回立ち上がる、電車で座っていたら、立って別の席に移動する、寝ていたら寝返りを打って姿勢を変えてやるくらいでも、ぐんとよくなります。

・心の養生

心の状態がよいほうが早く効果が出ます。「よくなること」を疑わず、心の状態を安定させると、副交感神経が優位となり、痛みやしびれを鎮静させてくれます。

また、「早く社会復帰してあれをしよう」とか「歩けるようになったら旅行しよう」「ゴルフしたい」と目標や希望を持つほうが早くよくなります。

ストレスもためないほうがいいのです。「先生、お酒はダメなんでしょう？」と聞かれますが、私は「飲んでもいいよ」といいます。好きなお酒を我慢するストレスより、少しくらい飲んで気持ちよくなったほうがいいのです。

逆に、「ホントにここでよくなるんかな？」と疑り深い人、しょっちゅう人の悪口をいう人、「どうせこれはダメなんだ」と、何でもネガティブに考えたりする人は、本当に改善が遅くなります。このように、心の状態はとても大事なのです。

④心の不安を取り除き、患者様に「よくなる」という自信を与えること。

同じ病気でも、心の持ち方一つで結果に大きな違いが出てきます。私のところでは、1回は患者様とゆっくり話します。それによって患者様の不安を取り除き、「この病気はきっと克服できる」という自信をもっていただくのです。心がこのような状態になれば、早くよくなることも期待できるようになります。

治療は本来、技術ばかりでなく、精神面をケアしてあげることも大事です。生活の仕方や正しい習慣も指導するなど、患者様とコミュニケーションをとって、からだと心の両面から病気に立ち向かうのです。

私は今、たくさんの患者様たちと、健康の限りない喜びと驚きをわかち合っています。私は鍼治療を自分の天職、使命と思っているので、これはとても幸福なことです。

私の人生の目的は、日本だけでなく、世界の痛み・しびれの患者様を、牧野式透刺鍼で助けてあげることです。

でも、読んでいただいてわかるでしょうが、病気は本当は「自分で治す」ものなのです。私たちは、そのお手伝いをするだけです。

全国の脊柱管狭窄症で苦しんでいらっしゃる患者様、お困りの患者様、絶対にあきらめてはいけません。病気に限らず、人生は早くあきらめた人が負けです。最後まであきらめない人が勝ちです。

あきらめないで、勇気をもって病気を克服し、一日も早くハッピーな生活に戻りましょう。

牧野申吉

目次

第1章

突然歩けなくなる脊柱管狭窄症という病気を知っておこう

第2章 もう脊柱管狭窄症は恐くない 牧野式透刺鍼の挑戦

第3章 神経の話と心の問題
血液サラサラから神経スイスイへ

第4章

牧野式透刺鍼と私の人生

第5章 自分でできる養生法
からだと心の両面から

第1章

突然歩けなくなる
脊柱管狭窄症という
病気を知っておこう

脊柱管狭窄症はこんな病気

人間の背骨の真ん中には、「脊柱管」という丈夫なチューブのような管が通っています。

背骨については、いまはもうみなさん詳しいでしょう。医学なんて関係ない人でも、「椎間板のゼリー状のところが飛び出す」とか「腰椎の4番か5番あたり」とか、専門用語をちゃんと知っています。ギックリ腰の知識がずいぶん普及しているのです。

整形外科とかカイロとか整体などに行くと、よく背骨の模型があるでしょう。横から見ると少しS字状のカーブを描いて、下にいくほど太くなっています。体の前のほうは平べったい缶詰みたいな円形の骨が上下にズラッと並んでいて、後ろのほうはツノツノした突起が、これまた上下にズラッと並んでいます。

■ 脊柱管

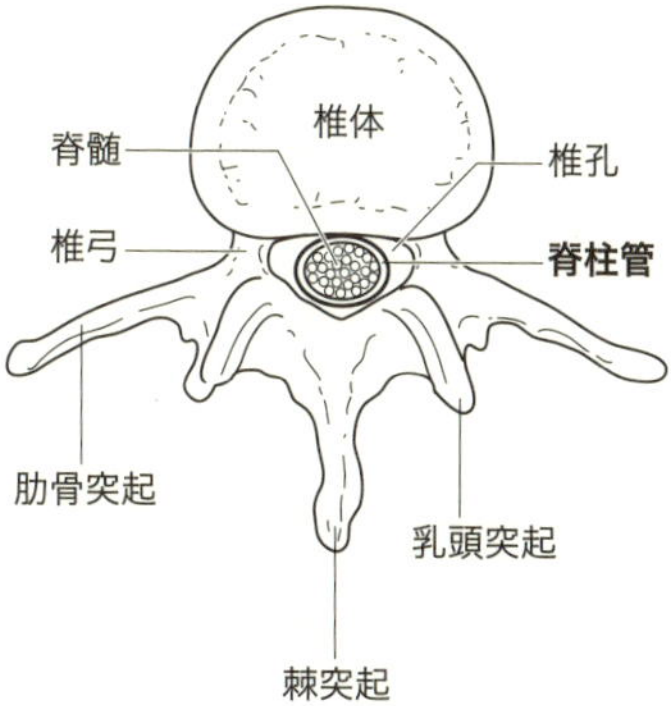

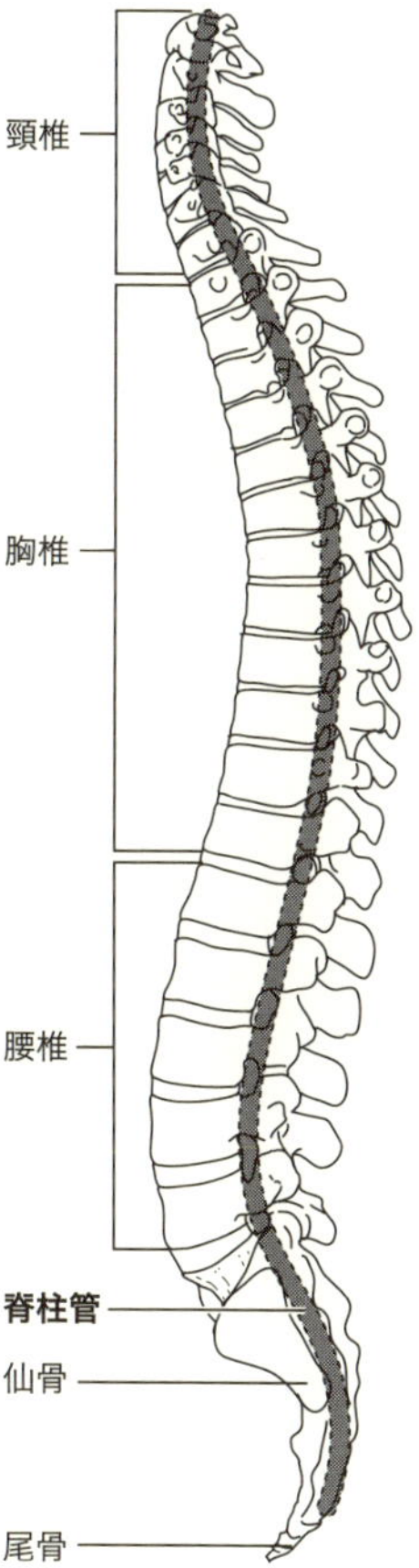

このズラッと並んでいるのを上下はずしてバラバラにすると、前と後ろはくっついて、それで一つの椎骨です。前のほうの丸い部分が椎体、後ろのツノツノの部分は椎弓《ついきゅう》と棘突起《きょくとっき》からなっています。椎体と椎体のあいだにギックリ腰で有名な椎間板があって、クッションの役をするのです。

さて、この一つひとつの椎骨の、前の丸い椎体と後ろのツノツノのあいだにはポッカリ丸い穴があいていて、ここを椎孔《ついこう》といいます。

上下に並べると、この孔も上下に連なって、トンネルみたいになります。

脊柱管というのは、脳から続いて、このトンネルの中をズドーンと通っている管なのです。

脊柱管は神経の本流を守っている

〝脊柱管〟だから、背中の柱の管。〝管〟だから、ホースというか、丈夫なチューブのようなものです。

このチューブの中に何が入っているかというと、脳からの神経が束になって流れています。

だから脊柱管というのは、すごく大事な管です。

神経細胞というのは、とても傷つきやすくて、損傷しやすいのです。すごくデリケートです。そのデリケートな神経細胞は、脳では脳細胞として脳を構成して、そのまま一本の束になって、延髄、脊髄と続いて、そのままお尻のあたりまで伸びています。延髄から上は脳髄、下が脊髄です。脊髄は背骨の上から4分の3くらいのところで終わって、あとは神経の束が一束下に伸びています。馬の尻尾に似ているので、馬尾《ばび》神経と呼ばれています。だから脊髄は脳から伸びる神経系の中枢で、川でいえば流れの本流です。

脊柱管は、脳からの流れの本流をしっかり守っている大事な管なのです。

さっきから〝丈夫なチューブ〟といっているでしょう。どうしてかというと、このチューブというのは、脳が大事にくるまれている三つの膜――つまり、脳を直接包む軟膜、それから蜘蛛の巣状のクモ膜、そしていちばん外側の硬い硬膜――それがそのまま管になって続いているものだからです。脊柱管の中身がどれだけ大事なものかというのは、これだけで十分わかるでしょう。

脊柱管狭窄症というのは、この脊柱管という大事なチューブが狭窄してしまう――つまり狭まってしまう病気のことです。チューブが狭まって中が狭くなり、中を流れている脊髄神経が圧迫されて傷ついてしまうのです。デリケートな神経細胞が傷ついたり死んで数が減ったりして、いろいろな障害が出てくるのです。

狭まってしまうのには、いろんな理由があります。

日常生活で背骨がだんだん歪んで、それで中の脊柱管を圧迫するのも原因です。だれでも姿勢のクセや生活の習慣で、筋肉が偏って硬くなったり歪んだりして、その結果背骨はだれでも多少歪んできます。

■　脊柱管狭窄症

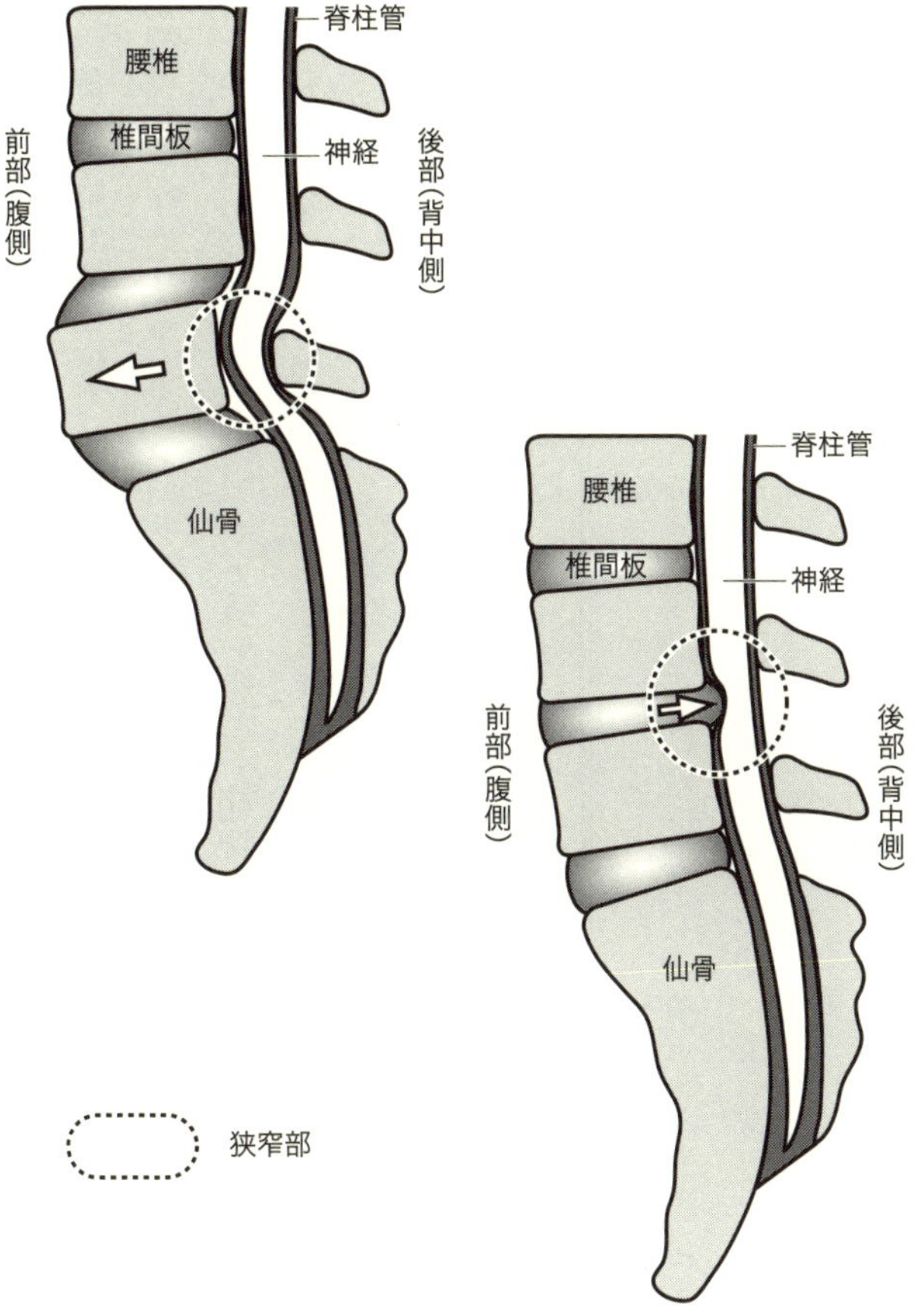

また、年をとると、ここにトゲトゲした骨が出てきて、脊柱管を圧迫します。椎体の部分や椎間板や椎弓の部分が年とともに変形したり厚くなったりして、それで脊柱管を圧迫することもあります。

そのほか生まれつき狭まっている人もいれば、発育の過程で若いときから狭い場合もあります。そのほか、後で述べますが、脊椎すべり症などのために狭くなる場合もあります。

ある日突然歩けなくなる脊柱管狭窄症

脊柱管狭窄症は、みのもんたさんがこれになって有名になりましたね。症状はもう吹けば飛ぶような軽いものから重症のものまで、もう天と地くらいの差があります。

症状として代表的なのは、まず腰痛、それから下肢痛、それから間欠性跛行

患者様の真実の声

68歳 男性 千葉県市川市　治療１か月目

治療前　１年ほど前から、腰痛と右股関節の痛み、ふくらはぎのしびれと硬直化、足首甲部分の神経過敏と親指部の腫れが強く感じられて、足をひきずって歩くほどの歩行困難と、階段を昇る際には手すりの助けを必要としていました。夜、寝る際には、足首、ふくらはぎの痛みにより、よく眠れない状態が続きました。脊柱管狭窄症の典型的な症状でした。

治療により　治療３回目くらいから、腰痛と股関節の痛みが軽くなり、さらにふくらはぎの硬さ、しびれもとれてきまして、現在では、歩行も階段昇りも健康時の状態に戻ってきています。

５回目くらいから足首甲部分の神経過敏がとれ、現在では手を触れても何の痛みも感じなくなりました。夜寝るときの足首、ふくらはぎの痛みもなく、よく眠れるようになりました。現在残っている症状としましては、親指部に軽い違和感（ふくらみと痛みのないしびれ）が感じられます。鍼治療の効果の程に感じ入っております。

院長コメント　１か月の透刺鍼治療で痛み腫れが改善され、歩けるようになりました。４か月以上予定していましたが、３か月も早く改善されました。本当によかったです。

です。

自覚症状としては、まず腰が痛くなります。年をとるとよく腰が痛くなりますが、年寄りの腰痛でいちばん多いのは脊柱管狭窄症です。

それからお尻や下肢が痛んできます。

座骨神経痛ってよく聞くでしょう。

座骨神経というのは、さっきいった馬尾神経が脊椎の下のほうで左右二つに分かれて脊椎から出て、股関節の後ろを通って、お尻から膝の裏側のほうに伸びていくのです。手の親指くらいの太さで、体の中ではいちばん太い神経です。それが膝の裏側で何本かに枝分かれして、さらに足の下のほうにずっと降りていきます。

これが、周りの筋肉や骨や血流の具合が悪くて締め付けられたり炎症が起きたり傷つけられたりすると、痛みが起こります。それが座骨神経痛です。

脊柱管狭窄症が進むと、この座骨神経の流れも悪くなって、痛みがお尻から

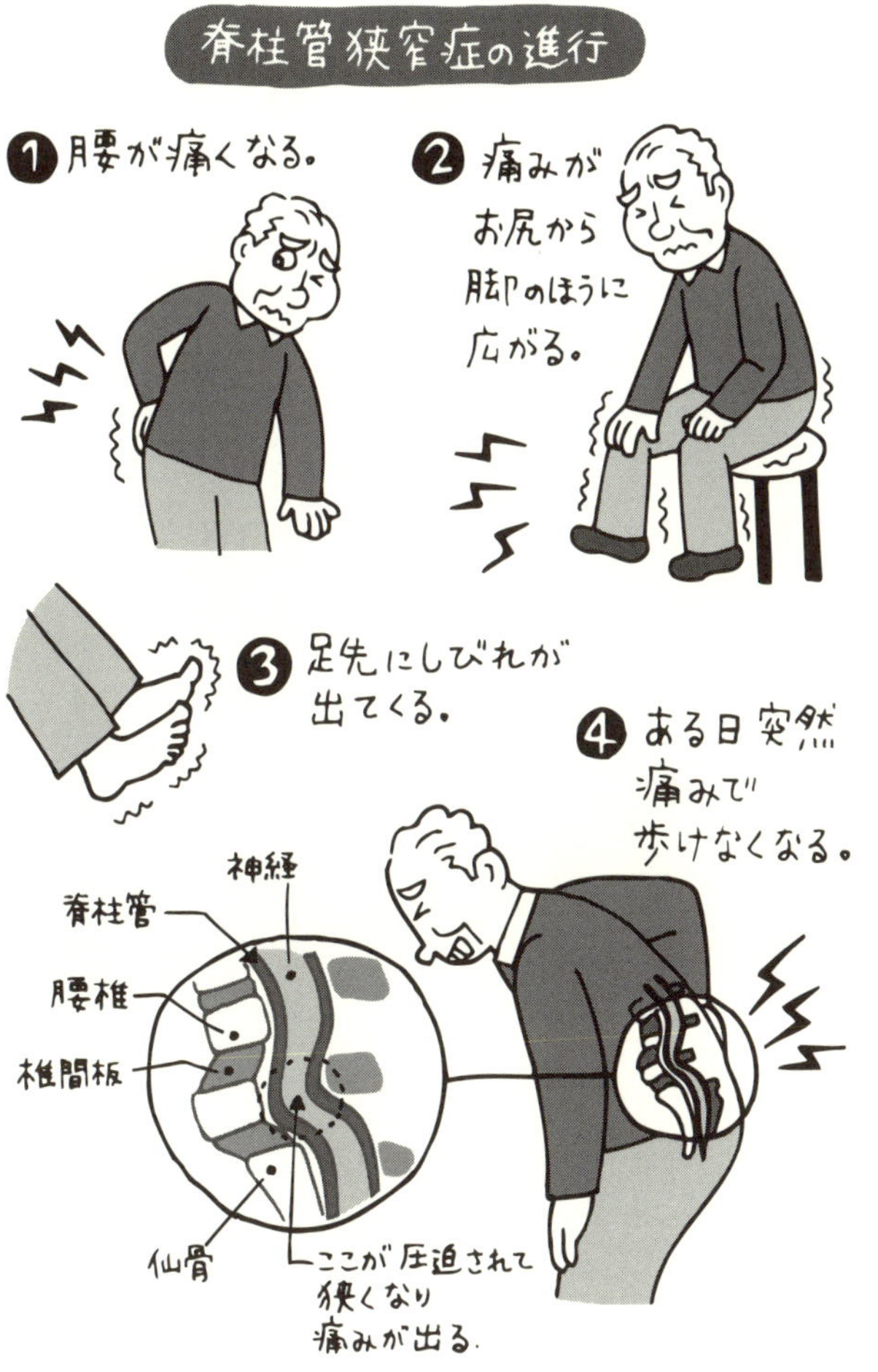
脊柱管狭窄症の進行
❶腰が痛くなる。
❷痛みがお尻から脚のほうに広がる。
❸足先にしびれが出てくる。
❹ある日突然痛みで歩けなくなる。
神経
脊柱管
腰椎
椎間板
仙骨
ここが圧迫されて狭くなり痛みが出る。

脚のほうにも広がっていくのです。

大腿部の真後ろ、横、中央部、それから足のすね、外側、真後ろ、くるぶしの外側、足の裏、甲が痛んできます。

だから座骨神経痛は、椎間板ヘルニアとか靭帯《じんたい》のねんざとか、そのほかの原因で単なる座骨神経痛になる場合もありますが、脊柱管狭窄症から座骨神経痛になるケースもとても多いのです。普通の座骨神経痛はだいたい片足だけに痛みやしびれが来ますが、脊柱管狭窄症の場合は、片方のこともあれば両方なることもあります。

病気が進行してくると、腰、臀部、下肢の筋肉の硬直がひどくなり、足全体が締めつけられて、足裏が重くなったり、石を踏んでいるような感じがして足先にしびれが出てきます。

とくにしびれというのは、症状が進行した最悪の状態で、いろいろな治療をしてもなかなか取れません。痛みとしびれのほかに、灼熱感や反対に冷感が出たり、脱力感で足に力が入らなかったりします。

そしてさらに病気が進行すると、ある日突然痛みで歩けなくなります。間欠性跛行といって、200メートルか300メートル歩くと、お尻から足の裏が灼熱感を持って熱くなり、筋肉が硬直したり、押さえつけられて痛くなります。

立ち止まったり座ったりして3分とか5分とか休むと、ラクになって、また歩ける。で、また200メートルくらい歩くと、痛くて歩けなくなる。前屈みで歩いて、少し休んで、また歩くという感じです。

これは脊髄の中の馬尾神経が圧迫されて歩けなくなるのです。

どうして前屈みになるのかというと、脊柱管が後ろ側の椎弓のほうから圧迫されるので、前屈みになると、圧迫されている後ろ側が伸びて、一時的にラクになるからです。

ひどくなると、200メートルが100メートルになり、そのうち5メートルとか10メートルしか歩けなくなります。足も徐々に前に出なくなります。

そうしていよいよ歩けなくなって、「先生、助けてください」という結果になります。

こんなふうな状態にまでなってしまうと、高い技術の先生にかからないと本当によくなりません。

さらに重症になると、間欠性跛行から、足や腰が痛くて寝ていられなくなってしまいます。第一、足がしびれてしまうし、麻痺してしまうのです。あるいは足の先が棒状に細くなってきます。栄養神経がやられて、足の筋肉が細くなっていくのです。

また人によっては、神経の圧迫のために、会陰部がしびれたり、排尿障害が起きて、おしっこや便の感じが鈍くなってひどい場合はたれ流しみたいになったり、反対におしっこが出なくなったりします。

患者様の真実の声

91歳 男性 山口県　治療1か月

治療前　これまで病気もほとんどせず、健康自慢で、日本、スイス、カナダの山々を歩いて90歳まで。筋肉痛と思ってマッサージしたが治らず、脊柱管狭窄症と判明。脚急に悪く、歩行困難となる。外科手術不可（全身麻酔不可のため）。

治療により　現在痛みはなくなり、これより快方の望みあり。

院長コメント　手術ができず、山口県から来院する。およそ1か月の透刺鍼治療で痛みは改善されました。心が明るくなり、また山々を無理なく歩きたいという希望でした。

20歳 男性 千葉県習志野市　治療1か月目

治療前　くしゃみ、咳などをすると下半身が痛む。朝起きられない。歩くとすぐ疲れる。

治療により　寝起きがうまくできる。現在は普通に歩行することができる。

院長コメント　ＭＲＩの結果、腰部脊柱管狭窄症で、Ｌ3、4、5の神経根が圧迫されている。他の治療をしたがよくならず、母が付き添って当院へ来院する。1か月の透刺鍼治療、安静で自覚症状が改善され、いまはバイクも乗れるようになる。東京ドームへ月2、3回巨人を応援しに行けるようになりました。

日ごろの注意でかなり防げる

こういうのはみんな神経の問題で、腰を後ろにそらすと痛みが強くなりますが、重症でないうちは、前屈みになったり椅子にかけたりすると軽快します。山登りやゴルフをしたり、よく散歩をしたりしていると、徐々に歩けなくなったり、急に歩けなくなったりします。そういうときは黄色の注意信号です。

こういう状態になったら、1〜2か月安静にしているとよろしいのです。そうすることによって、症状を防げたり、軽くすますことができます。

年をとると、多かれ少なかれ脊柱管に狭窄は起こってきます。自然に治るということはまずないでしょう。無理をしなければ急速に悪化したりもしませんが、全体として時間とともにだんだん悪くなっていきます。

だから日ごろからの日常生活に注意することで狭窄は予防できるし、狭窄が始まってからも、なるべく早いうちにわかれば、軽いうちに進行を止めたり、ちゃんと検査していい治療を受けることもできます。治せるものは早いうちに治してしまうことが大事です。

脊柱管狭窄症は、前はお年寄りや中高年が多い病気だったのに、いまは若い人が増えています。というのは、座って仕事をしている人が圧倒的に多いからでしょう。

一日パソコンに向かっていたり、デスクワークばかりで、脊柱がずーっと圧迫され続けて、椎間板のクッションも狭まってくるのです。

デスクワークの人のほかは、タクシーやバスの運転手さんがいちばんなりやすいでしょう。あとは重いものを持ち運びする重労働の人も、よくなります。

10年前、20年前と比べて、脊柱管狭窄症の人はどんどん増えています。正確には、昔はこの病気がまだわからなかったせいもあります。

生まれつき脊柱管狭窄症の人もいるし、若くても空洞が狭くなっている人が

こんな人は脊柱管狭窄症に注意！

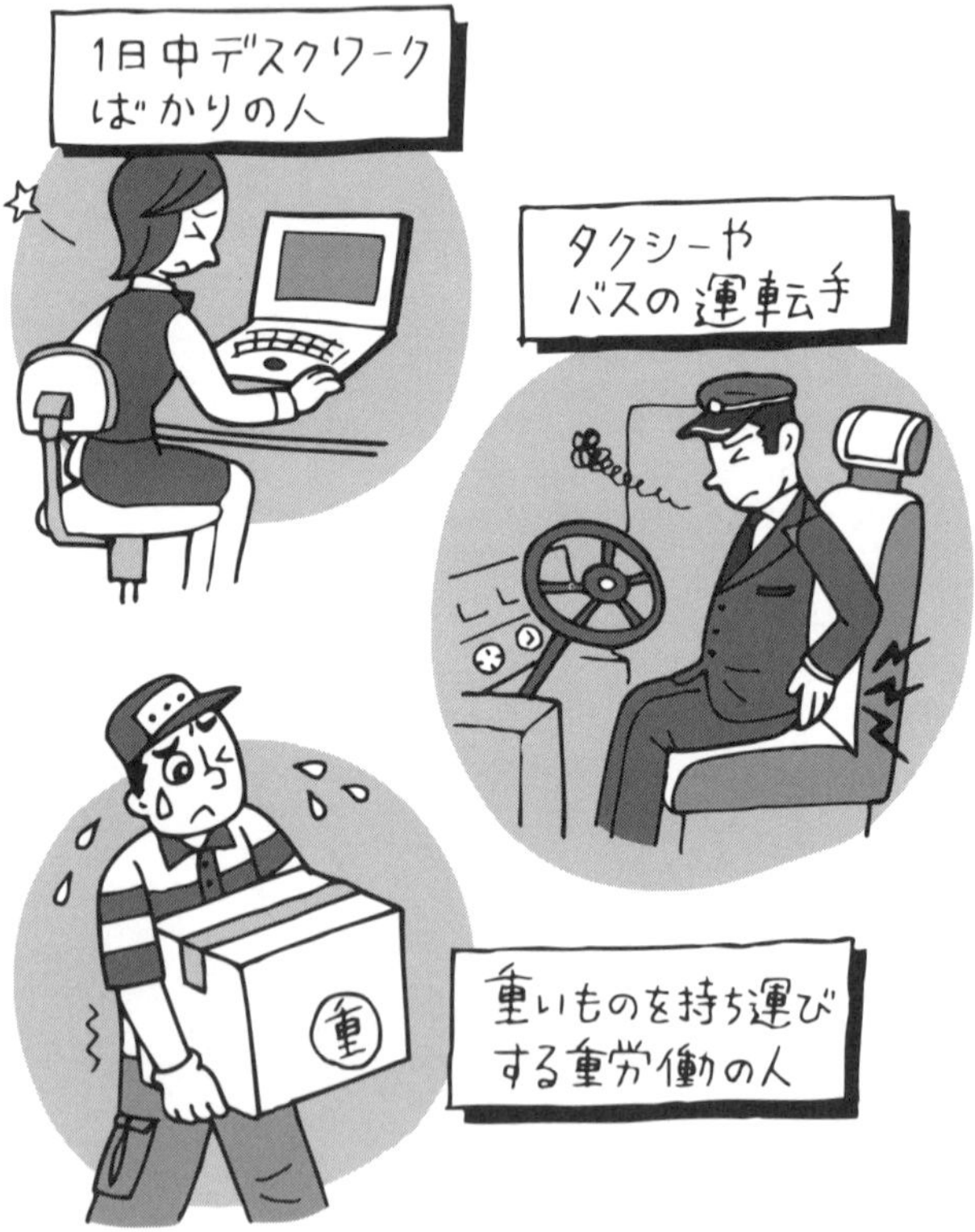
1日中デスクワーク
ばかりの人
タクシーや
バスの運転手
重いものを持ち運び
する重労働の人
重

います。でもその空洞が細くなっても、痛みが出ない人もいます。お相撲さんなんかもそうですが、筋肉がしっかり支えていて、骨が歪んできても痛みが出ないのです。

大事なことですが、狭窄の度合いと症状とはまた別もの、違うのです。狭窄が進んでも、中の神経が圧迫されなければ別に何も起こりません。

逆にいえば、狭窄が進んでいなくても、神経が圧迫されていれば痛いし苦しいのです。また手術して狭窄を広げたとしても、神経の圧迫がまた起こればやっぱり同じです。ここのカン違いが結構大きいので、注意してください。

それから、正確にいうと、脊柱管狭窄症では、首のほうに狭窄が起こるのもあって、そっちは頸部脊柱管狭窄症といいます。一般に多いのは腰に狭窄が起こるほうで、L4—5、L3—4に多く起こります。何もつけないでただ「脊柱管狭窄症」といっているのは「腰部脊柱管狭窄症」です。めんどうなので、本書でもただの脊柱管狭窄症といいます。

こんなことからも脊柱管狭窄症に移行する

次のような症状からも、脊柱管狭窄症に移行します。

○後縦靭帯骨化症……椎体の後ろ、脊柱管の前にある後縦靭帯が長いあいだに厚くなったり硬くなったりするものです。これが後ろに膨らんで脊柱管を圧迫して、脊柱管狭窄症になります。年をとるとだれでも靭帯が老化して骨化してくるので、お年寄りには結構多い病気です。

○すべり症……上下に並んでいる椎骨がずれて起こります。1センチでもずれて脊柱管を圧迫すると、脊柱管のその部分は中がすごく狭くなります。女性では変性すべり症から脊柱管狭窄症になる人が多いのです。

○分離症……若いときに激しいスポーツなどをしていたりして、背骨の一部に自然にヒビが入ってしまっているのに、気づかないで普通に生活していて、重みが加わってだんだんずれてくるものです。そして脊柱管を圧迫します。

脊柱管狭窄症は、レントゲン検査では明確にはわかりません。でも腰椎が安定しているか不安定な状態か、骨のずれがあるかないか、側湾症があるかないかなどは、ちゃんとした人が見ればわかります。

いちばん大事なのはＭＲＩです。狭窄があるかどうかもわかるし、どのくらい進んでいるかもわかります。ちゃんとしたお医者さんなら、だいたい正確に診断できます。

ただ、脊柱管狭窄症は、意外に見落とされます。これはお医者さんたち自身が言っていますが、いまは医療がほんとに細分化してしまって、お医者さんでも、全体をちゃんと把握できる先生方が少なくなっているからです。レントゲンでもＭＲＩでも、同じ映像を見ても、判断力・診断力には差があるでしょう。とくにレントゲンなんか、「こうじゃないかな」「ここが悪いんじゃないか」とある程度見当をつけてでないと、撮り方で映らないことも多いのです。なるべく熟練した先生に診断してもらうことが大事です。

うちへ来る患者様の90％は脊柱管狭窄症ですが、有名な大学や病院でたくさん検査を繰り返してきているのに、わかっていないことがずいぶんあります。

私が見るともう立派な間欠性跛行で、前かがみで休み休み歩いていて、脊柱も立派に狭まっている。すべり症や後縦靭帯骨化症から立派な脊柱管狭窄症になっている。それなのにわかっていない。

間欠性跛行を「老化現象です」なんて言われて、あきらめてしまう人もたくさんいます。

安静にしていないといけない状態なのに、「運動しなさい、水泳もいいですよ、散歩も大丈夫」と勧められて、ある時突然歩けなくなって「先生、助けてください」と、私のところに来院するのです。

患者様の真実の声

35歳 女性　治療１か月目

治療前　全身が痛く、毎日鎮痛剤を服用しなくてはならない状態が続き、精神的にとてもつらい日々が悲しくてなりませんでした。

治療により　おかげ様で痛みがほとんどなく、鎮痛剤をテーブルの上から薬箱へしまってしまったくらいです（笑顔）。ありがとうございました。

院長コメント　慢性の頭痛、腰部脊柱管狭窄症からくる全身の痛みで、赤ちゃんを常にだっこしているので、重さが腰部の神経根を圧迫している状態であった。１か月の透刺鍼治療で全身の痛みが改善された。若い世代の激しいスポーツにより、腰部脊柱管狭窄症も増えています。

37歳 男性　治療１か月目

治療前　左太ももの激しい痛みと足裏、小指のしびれ。

治療により　まず痛みがとれ、その後しびれがとれました。最初の２週間は何も改善されなかったが、３週目より急によくなりました。その後は来院するごとに痛みとしびれがとれてきました。

院長コメント　ＭＲＩで脊柱管狭窄症と診断。Ｓ１からくる根性の座骨神経痛で、１か月の馬尾神経の治療で、痛み、しびれが改善された。大変喜んでいた。

一般的な治療はこんなことをする

整形外科では、脊柱管狭窄症は脊柱管というチューブが圧迫されて曲がった状態なので、診断がつくと、コルセットをつけて曲がったチューブを真っ直ぐにしたり、ラクなように前屈みになるコルセットをつけたりします。また、牽引したり電気をかけたりします。

同時に背骨を支える周囲の筋肉を強くするために、歩行訓練をしたり、水の中で歩いたり、また腹筋や背筋を鍛えたりします。

薬物療法では、鎮痛剤や筋弛緩剤を使ったり、血液の循環をよくするために血管拡張剤や循環促進剤を使います。

それからこのごろは神経ブロックというのをよくやります。

神経ブロックというのは、神経や神経の周囲に局所麻酔剤（ネオビタカインやカルボカインなど）を打って、その神経の流れを一時的にブロックするのです。最近盛んにやられています。

これは「単なる痛み止めではない」といいます。痛みのために緊張状態にあった神経線維の働きがブロックされて緊張がやわらいだ状態になるために、やはり緊張状態にあった筋肉や血管の緊張がとれて、血流がよくなり、細胞や組織の回復、修復が早くなる――というのですが、実際はどうなんでしょう。それだけの効果が出せる人は少ないのではないでしょうか。お医者さん自身も慎重です。ちゃんとした先生は自分の得意な範囲の神経ブロックしかしません。

とくに脊髄神経（脊髄から枝分かれした神経）は体の深いところにあります。10回以上やってしまうと脊髄神経を痛めてしまいます。そうなると、さほど重症のものでなくても、もう3か月とか半年とか、1年以上かかってしまいます。

だから整形外科でも高い技術をもっている先生は、それをよく知っているので、恐くて2回以上はやらないのです。

神経ブロックにしても何にしても、一般的見解として、「脊柱管狭窄症はやはりなかなか治らない」のです。

また、運動療法の間違った指導で、痛くて200メートルも歩けないところを、「安静はかえってよくない」というので「散歩しなさい」「水泳結構です」とせっつせと運動させて、どんどん悪くさせることもよくあります。

痛みが来ているときは、そのへんの安静と運動のかねあいはすごく大事です。

やっぱり手術でもなかなか改善しない

整形外科の場合、薬での治療には限界があるし、重症の場合は薬では難しいので、症状が重くなると、だいたいは手術を勧められると思います。

たいていは運動とか薬の保存的治療を何か月かやってみて、効果がないと患者様も納得した時点で、「ではやはり手術を」ということになります。

手術は昔から行われている椎弓切除術です。「ホースが押されて潰れて中の水が流れていないのだから、潰れているところを広げればいい」「ホースを押している圧迫をとればいいんだ」というので、後ろから押している骨（椎弓）を削り取って、脊柱管を拡大し、神経の圧迫をとるのです。

それでいまはなるべく切除する部分を小さくして、脊椎の安定を守ったり、これまでどおり椎弓を切除して脊柱管を広げた後に、新たに骨を移植し直して、手術した部分の脊椎が動かないようにしたり、金属製のスクリューなどを入れて固定したりします。

これはもう手術も大変だし、長期的には隣接する関節へもやっぱり負担がかかるので、今度はそこで新たに病気が起こったりします。

こういう外科的な手術ではどうしても本来あるべきものを削ったり別のものを入れたりするので、できるだけ本来あるべきものは温存して、高い技術の手術が必要、ということになります。

お医者さんによっても意見が分かれて、「ああ、手術すれば治りますよ」とあっさりいう人と、「手術してもなかなか難しい」「一時的にはよくなっても、何年かするとまた痛くなりますよ」という人がいます。

以前、読売新聞に、整形外科の先生の脊柱管狭窄症に関する記事が出ていて、やはり手術をしても、10年たてば痛みやしびれは必ず出る。また痛くなるといっていました。私が見ていても、手術しても何年かするとまた痛みが出る、というのが本当です。うちに来ている患者様でも、とくに神経ブロックや手術後にいっぱい来院されています。

手術しても痛いのに、「いや、もう治ってるから、安静にしていれば痛みは出なくなるから」とか「安静にしていれば大丈夫です」といわれて、でも手術したのにいつまでも安静にしているわけにもいかなくて、それでまた仕事をするとまた歩けなくなる、という人もいっぱいいます。だから手術してもうちに来るのです。

手術した人でも、1回くらいだったら、牧野式透刺鍼で社会復帰させてあげることもできますが、2回も手術していると大変難しくなります。

切らなくても脊柱管狭窄症はよくなる

こんなふうに、脊柱管狭窄症は、まずどこでもなかなか治せないのです。いったんよくなっても、必ず痛みとしびれがまた出てきます。

でも、高い技術と、心身を落ち着かせ、日常生活の養生法をきちんと実践すると、脊柱管狭窄症はよくなります。

先ほども触れたように、当院の患者様は90%以上が脊柱管狭窄症です。世界中からホームページを通してインターネットで相談され、また患者様の紹介があります。「何軒で治療してもよくなりません。どうしたらいいでしょうか」「よい治療法がありますか。貴院に行って治療を受けたいのですが、よくなりますか」と相談があります。

何軒も病院に行ったり、大きな病院でMRI検査をしても満足な答えが出ない、脊柱管狭窄症の病気がよくわからない、日常生活の養生法がわからないうえに痛みはひどくなる、というので、心も不安定です。

最も必要とするのは、高い技術の先生のもとで早く治療にかかることです。それなのに、痛みが鎮静されない、眠れない、歩けなくなって初めて、家族がインターネットで探すのです。でもこれは患者様が悪いのではなく、現実として、自分たちで探さないといい治療に巡り会えない世の中でもあるからです。

当院の50%は家族の紹介で来院されます。

何軒も病院へかかったが（スポーツや運動、散歩のしすぎで）歩けなかった方、何軒も病院・治療院にかかっても改善しない患者様、どこで手術しても治らなかった重症の方もたくさん来院しています。

歩けなくなって、「先生、助けてください」と来た人も、3か月をメドに

患者様の真実の声

56歳 女性 千葉県船橋市　治療1か月半

治療前　歩くのに時間がかかり、立っているのも痛みに顔をゆがめるようでした。

治療により　治療をしてからすぐに痛みがなくなり、いまではときどき足に重みを感じるときはありますが、ほとんど痛みを忘れている状態です。

院長コメント　1か月の透刺鍼治療で自覚症状が改善されてきました。

33歳 男性 千葉県船橋市　治療2か月目

治療前　腰痛と左足の痛み、しびれで、立ったり歩いたりすることもできなかった。

治療により　まだ少し痛み、しびれが残っていますが、仕事もできるくらいになりました。

院長コメント　ＭＲＩの結果、椎間板ヘルニア、腰部脊柱管狭窄症。かなり重症でいろいろ治療したがだめで歩けず、仕事もできない状態で当院へ来院する。1か月休暇をとり、透刺鍼治療に専念してもらい、2か月から歩けるようになり、電気工事の仕事もできるようになり、今は笑顔で働いている。4月28日は普通に仕事が1日中できるようになりました。

徐々に歩けるようになります。手術した後ちっとも痛みのなくならない人、2回手術して前よりひどくなった人、脊椎の軟骨に金属板を入れられてなお悪化した人、精神安定剤で精神がかえってやられてしまったような患者様まで来られます。

病気を治すには、まず正しい知識を得ることが大事です。

脊柱管狭窄症という病気については、ずいぶんお話したので、なかなか治らない脊柱管狭窄症が、なぜ私のところで自覚症状が改善されてくるのか、次の章ではその治療法と、本当の原因を説明しましょう。

脊柱管狭窄症は脊柱管を圧迫する骨の問題と思っている人が多いのですが、実際は神経の障害。神経がやっぱり主役なのです。

ホースが潰れたままの状態でも治せるし、その反対に、神経がよくなればホースのほうも結構戻るのです。

第2章

もう脊柱管狭窄症は恐くない

牧野式透刺鍼の挑戦

牧野式透刺鍼とはどんな鍼？

私の治療院には、どこで手術しても治らなかったような重症の方も来院していています。そして歩けないような状態の人でも、3か月をメドに徐々に歩けるようになっています。

治療法は鍼ですが、一般的に行われている鍼灸ではなくて、中国鍼というとても長い鍼を使います。普通の日本の鍼は、細い鍼をツボに何十本も刺します。頭からつま先まで治療します。中国鍼はそれより少ないですが、それでも何十本です。

私の場合は本当にピンポイントで真の病巣だけを狙って透すので、だいたい6〜8本くらい。時間は15分ほどです。

だから最初に来た患者様は、みんなびっくりしてしまいます。びっくりとい

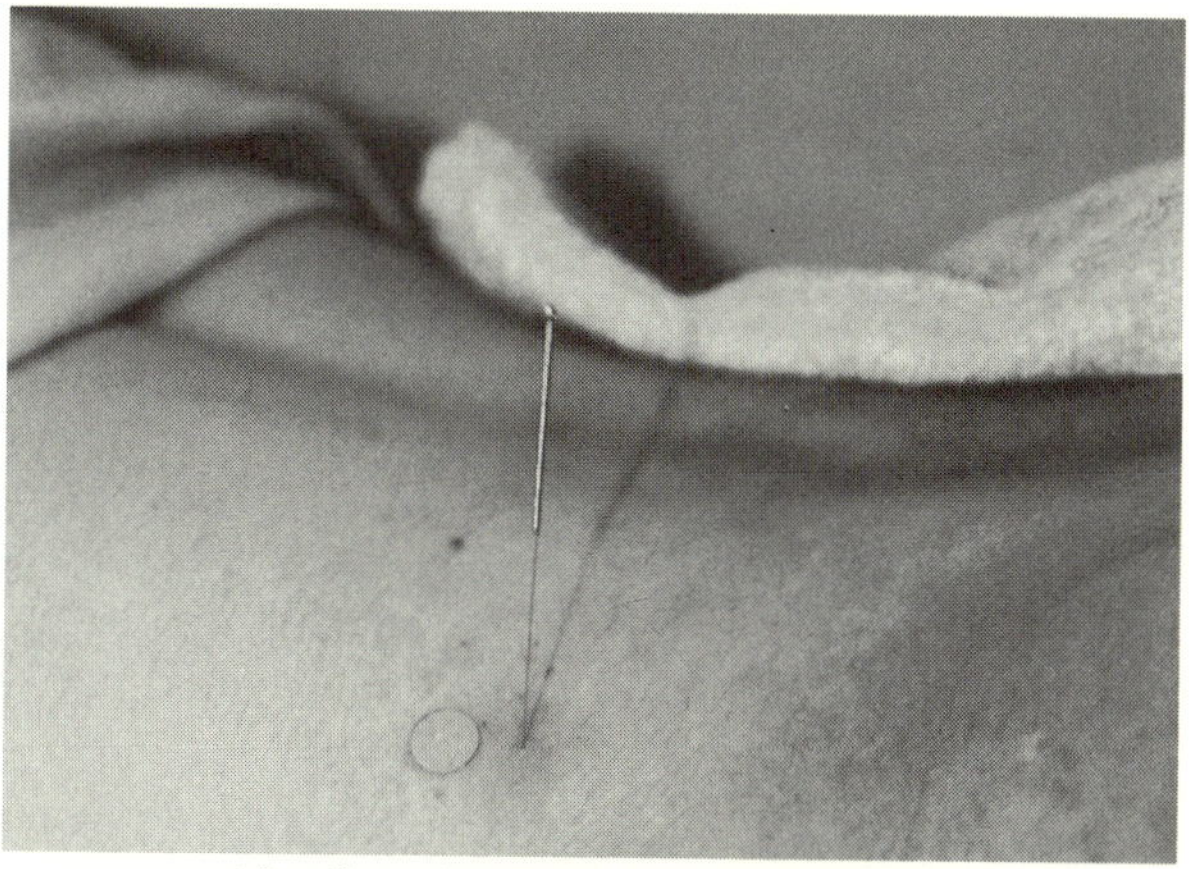

ピンポイントに正確に刺す牧野式透刺鍼

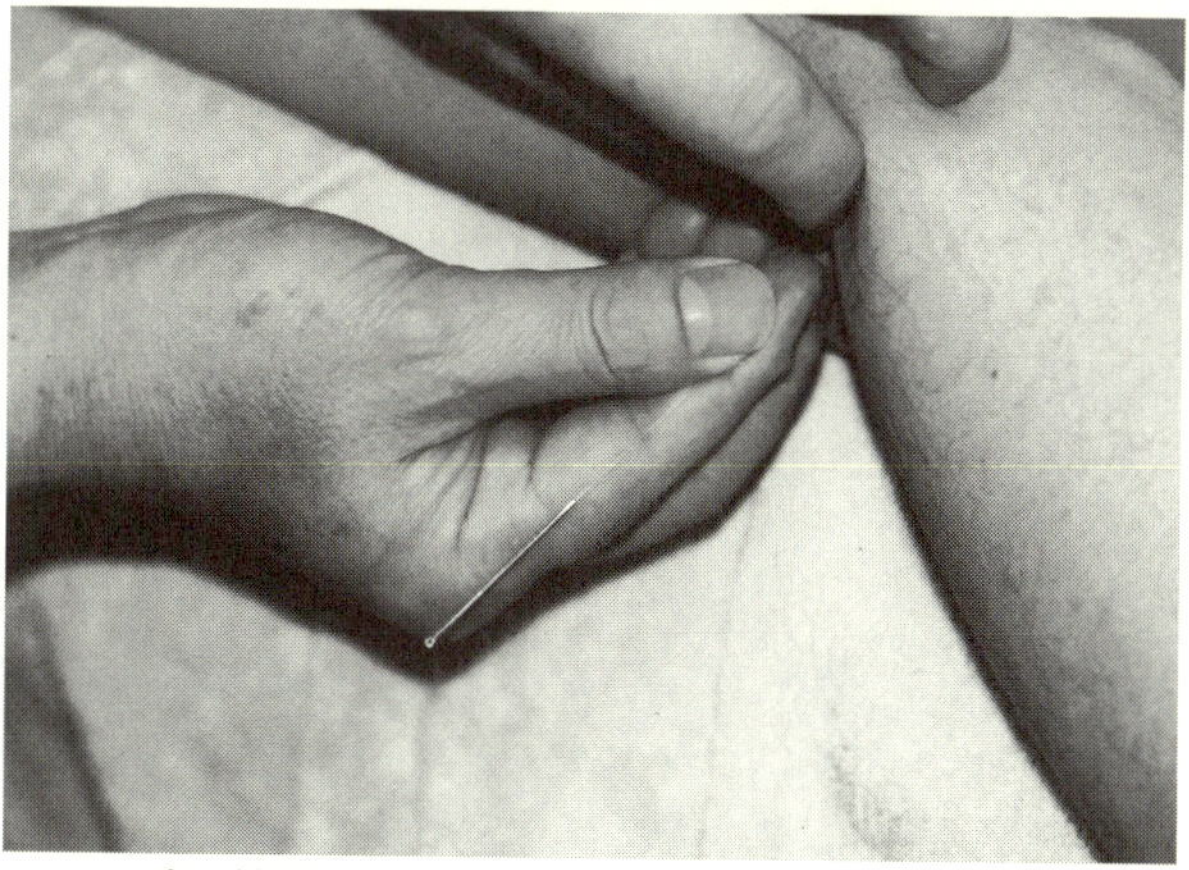

高い技術がなければ、的確に透すことはできない

うより、不安になります。「こんな少ない本数で、しかもこんな短い時間で治るのか」と思うのです。

ところが何回か治療するうちに、とても満足されてきます。自分が望んでいる治療が受けられて、治療のたびに病気の自覚症状が徐々に改善されてくるからです。

そうなると、もう「はい、はい」って態度がガラッと変わってしまいます。ある意味すごく礼儀正しくなる。「ありがとうございます！」「おはようございます！」「失礼します！」ってなります。

そして笑えるようになり、患者様自身が「先生、まわりの景色が見えてきました」と、余裕が出てきます。

私の方法はいわゆるツボ治療ではありません。

私が独自に開発した刺入法で、〝牧野式透刺鍼〟と名付けています。いい名前でしょう。いわば牧野式中国鍼というところです。

「神経根の筋肉の硬直」による神経の圧迫が真の原因

なぜたった6本くらいで治ってしまうのかというと、神経を圧迫している病巣が、「ここだ」とちゃんとわかっているからです。諸悪の根源がわかっているので、ピンポイントで正確に狙いを定め、徐々にミクロの固まりに透していきます。そうするとそこは崩壊して、あとは自然と回復していくのです。

その諸悪の根源というのは、神経が脊柱管から外に枝分かれしていくところ、神経根というところの周辺に筋肉の硬直があって、それが神経を圧迫しているのです。

神経は、脳からずうっと脊髄がつながっていますね。この神経の主流は、枝分かれして、からだの全身に伸びていきます。川が上流からあっちこっちで枝分かれしていくみたいに、神経も上から枝分かれしていきます。川と違って、規則正しく左右対称に、上から順番に全部で31対、右と左に分かれて、出ていくのです。

出ていくときは、脊柱管の丈夫な硬膜の穴を通り抜けて、椎骨と椎骨の隙間からニョロニョロと出ていきます。腰椎骨のあいだから出た神経は、腰から臀部、下肢に行きます。

整形外科やカイロで背骨の模型を見ると、椎骨と椎骨のあいだから、黄色いゴムみたいなのがピンピン飛び出ているでしょう。あれが脊柱管から外に出た神経です。

脊柱管から出てしまったら、もうそれは末梢神経になります。ちなみに、脳髄から枝分かれしたのは脳神経、脊髄から枝分かれしたのが脊髄神経。目とか鼻とか口とかは、脳神経の末端が特化したものなのです。

それで、この脊柱管から出て枝分かれしていく部分を〝神経根〟というのです。本流から枝分かれする部分で、脊髄神経の根元になる部分だから、そこは

■ **神経根(断面を上からみたところ)**

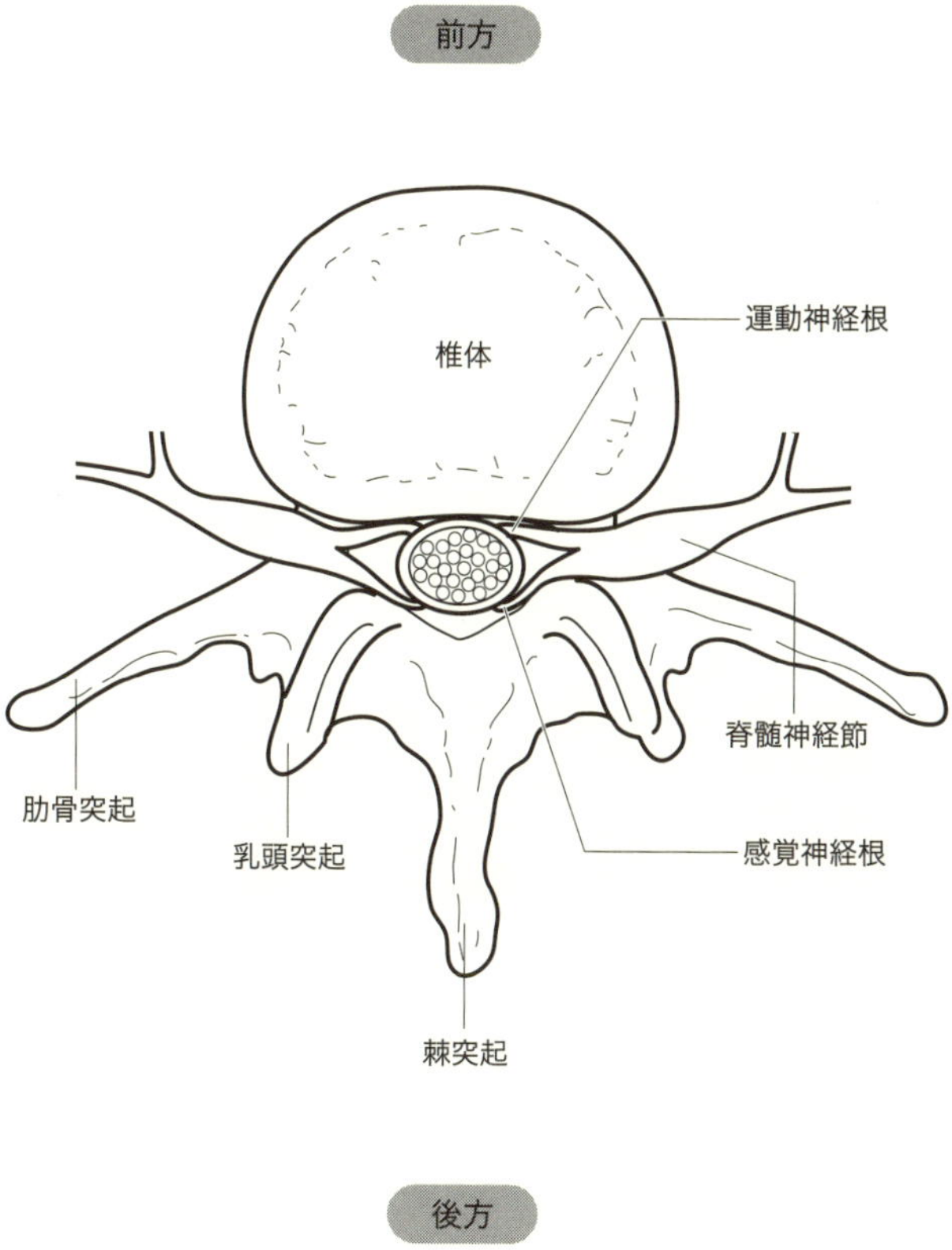

神経が束になって密集している太いところです。

神経根は左右それぞれ前後に2本ずつ出ていて、1本は脊髄の前から、もう1本は脊髄の後ろから出ていきます。前から出るのは運動神経根（脳・脊髄から体に命令を伝えます）。後ろから出るのが感覚神経根です（体からの情報を脳に伝えます）。

脊柱管狭窄症の場合は、狭窄はだいたい腰椎の3番、4番、5番あたりに起こるのですが、それらの腰椎から枝分かれする部分、腰椎のそばの神経根の脇に固まりがあって、その固まりが悪さをするのです。

これをとってやると神経の圧迫はなくなって、痛みとしびれはグンと鎮静化されます。この固まりというのは、筋肉の硬直、あるいは筋繊維が束ねて固まってしまっているものです。

これは、いわゆる〝しこり〟とは違います。鍼灸でいう硬結（硬くなって柔軟性をなくした筋肉）とも全然違うものです。もっと深い深い、奥のほうにあります。だからそこに到達するのに長い長い鍼が必要なのです。

脊柱管の狭窄はあるにしても、直接的には、この固まりが神経を圧迫するのです。

上流の障害は下流まで及ぶ

この固まりはいろいろあって、小さいのやら大きいのやら、病気によってもいろんな固まりがあります。脊柱管狭窄症の固まり、椎間板ヘルニアの固まり、頸椎の椎間板狭窄の固まり……。固まりの程度も場所も違うし、それぞれ深さとか長さとかも違います。

脊柱管の中にあって圧迫するのもあれば、枝分かれした後の神経根を圧迫する場合もあります。

硬くなりやすいところはだいたい決まっていて、腰椎3番、4番のあたり。

1ヶ所でなく、3番目から4番、5番と連続してなる人もいます。背骨はずっとつながっているので、仙骨にできてしまっているものもあります。

座骨神経はお尻から下がって膝から足へ伸びているから、下までずっと流れが悪くなっていくのです。ひどい人は尾骨寄りにすごい固まりができていて、座っていると、それが神経を圧迫します。立っていても、同じ姿勢でいると圧迫してくる。そうすると必然的に歩けなくなります。

固まりが仙骨寄りにできて、それですべり症になるのもあります。結局これが原因になって、体のいろんなところにしびれが出ます。

川に毒を流すと下流が全部やられるみたいに、神経もやっぱり上流に障害があると、末梢までいくのです。だから頸椎の脊柱管狭窄症になると、手のほうまでしびれてくるし、背中の狭窄になると、足腰まで来てしまうわけです。

患者様の真実の声

73歳 男性 千葉県船橋市　治療2か月目

治療前 腰が痛くて歩けない状態でした。
治療により 痛みがとれ歩行可能になりました。
院長コメント ＭＲＩの結果、椎間板ヘルニア、腰部脊柱管狭窄症で、いろいろ治療したがよくならず、当院へ来院する。透刺鍼治療の２か月目で痛みが鎮静され、歩けるようになり、本人も大変喜んでいます。

33歳 女性 東京都武蔵野市　治療2か月目

治療前 外出するときは痛み止めの薬を飲んでいないと怖くて外出できませんでした。ちょっとした家事をするのも大変で、すぐ疲れてしまい、何もしたくない状態でした。
治療により 若干、足のしびれがありますが、ずいぶん改善し、外出するのが楽しく、家にいる時間が少なくなりました。痛み止めは不要になっています。家事も楽にできるようになり、新しい料理のレパートリーを増やしているところです。
院長コメント ＭＲＩの結果、Ｌ４、５の椎間板ヘルニアと脊柱管狭窄症があり、他のあらゆる治療をしたが自覚症状が改善されず、当院へ来院する。２か月の透刺鍼治療で改善され、いまは日常生活が楽しく、外出もできるようになり、大変感謝された。

神経といっしょに栄養動脈も圧迫されている

ところで、神経の束の中には、その神経に栄養を運ぶ栄養動脈も流れています。この固まりが神経を圧迫すると神経の束の中を通っている栄養動脈も圧迫されて、血液が流れないので、神経が栄養をもらえないのです。

栄養動脈というのは、その臓器とか組織に酸素と栄養を運んでいる動脈のことです。神経細胞も、自分たちの栄養動脈から、赤血球を通して酸素と栄養を配給されています。

だから神経が圧迫されると、栄養動脈の通りも悪くなって、赤血球が配給されなくて、栄養不足でやられてしまうのです。

神経細胞（ニューロン）は1本1本独立した細長い細胞で、片方の端から情報を受け取って電気信号を起こして、別の端っこから次のニューロンに情報を伝達しています。

この神経細胞が傷ついたり死んでしまったりすると、大事な情報は伝わらなくなります。また、痛みやしびれが起こるほかに、神経がちゃんとつながっていない状態がだんだん悪化していくと、筋肉がやせて、細くなっていってしまいます。

タテ、ヨコ、斜め交差の透刺鍼

私の牧野式透刺鍼は、この固まりを狙って、深く鍼を刺して、固まりをといてしまうのです。神経を直接刺すわけではありません。

透刺鍼には、タテ、ヨコ、斜め交差のやり方があります。刺入は全然痛みはありません。当然のことながら、大変高い技術が要求されます。

変形性膝関節症などは、「変形だから」というので座らせて運動させたりしますが、そんなことをしたらかえって硬直して水がたまり、炎症ができたりします。牧野式透刺鍼で横の長いのを透すと、それで炎症がとれてきます。あるいは固まりがとれてくる。水もたまらなくなって、どんどん歩けるようになります。階段も平気です。

しびれのときにもヨコの透刺鍼が効きます。いまはヨコの透刺鍼がいちばん効きます。手のしびれなどは2本透すだけでとれてしまいます。足と腕がもっとも典型的です。

お尻も「斜めの透刺鍼」といって、尾骨寄りに刺します。そうするとその尾骨のそばの固まりがとれてきます。

固まりは、上流に近いところがとれると、下流のほうもとれてきます。どんどんよくなると、その固まりが小さくなってきて、お尻と腰がとれてくると、末梢のほうもとれてくるのです。だから私はまず基本として主流のほうを押さえて、それから体の各部位をやります。

神経がよくなれば、すべてよくなる

さて、ここでおもしろいのは「神経がよくなることで、逆に骨や筋肉もよくなる」ということです。

神経を圧迫している固まりがとれると、神経の中を通っている栄養動脈も流れがよくなるので、神経細胞は栄養動脈から栄養を吸収し、ちゃんと神経線維を自己修復して、回復していきます。神経細胞と神経細胞の接合部（シナプス）のつながりもよくなり、神経の流れが全体によくなります。

そうして神経のつながりがよくなると、それまで神経の緊張のために同様に緊張状態にあった周囲の筋肉も、緊張がとけて動きやすくなります。

そうすると筋肉の中で圧迫されていた血管も解放されて、筋肉にも酸素と栄養が行き渡るので、筋肉のバランスもまた回復して、骨を支える力になってくるのです。

だから、透刺鍼で固まりがとれると、その後は結果として、実際に筋肉もふっくら太くなり、骨を支える力になって、背骨も骨盤もまた本来の位置に戻りやすくなるのです。

ＭＲＩで見ると、筋肉も太くなり、実際に背骨がほとんど元の正常なかたちに戻っています。戻っていない場合でも、神経のつながりがよくなれば歩けるようになります。側湾して歪んでいても、またちゃんとＳ字型に戻ります。骨盤も、歪んだ骨盤が元の位置に戻ってくるようになります。

だから、最初に神経に栄養が行かないとダメなのです。

第一段階は、まず神経がつながること。大事なのは骨ではなくて神経。神経は川みたいなものです。溜まっているゴミをとってやれば、流れもスイスイスムーズになるし、濁りもとれて水もきれいになるでしょう。だから神経の通りをよくするために、周りの筋肉の硬直をとってやるのが大事です。

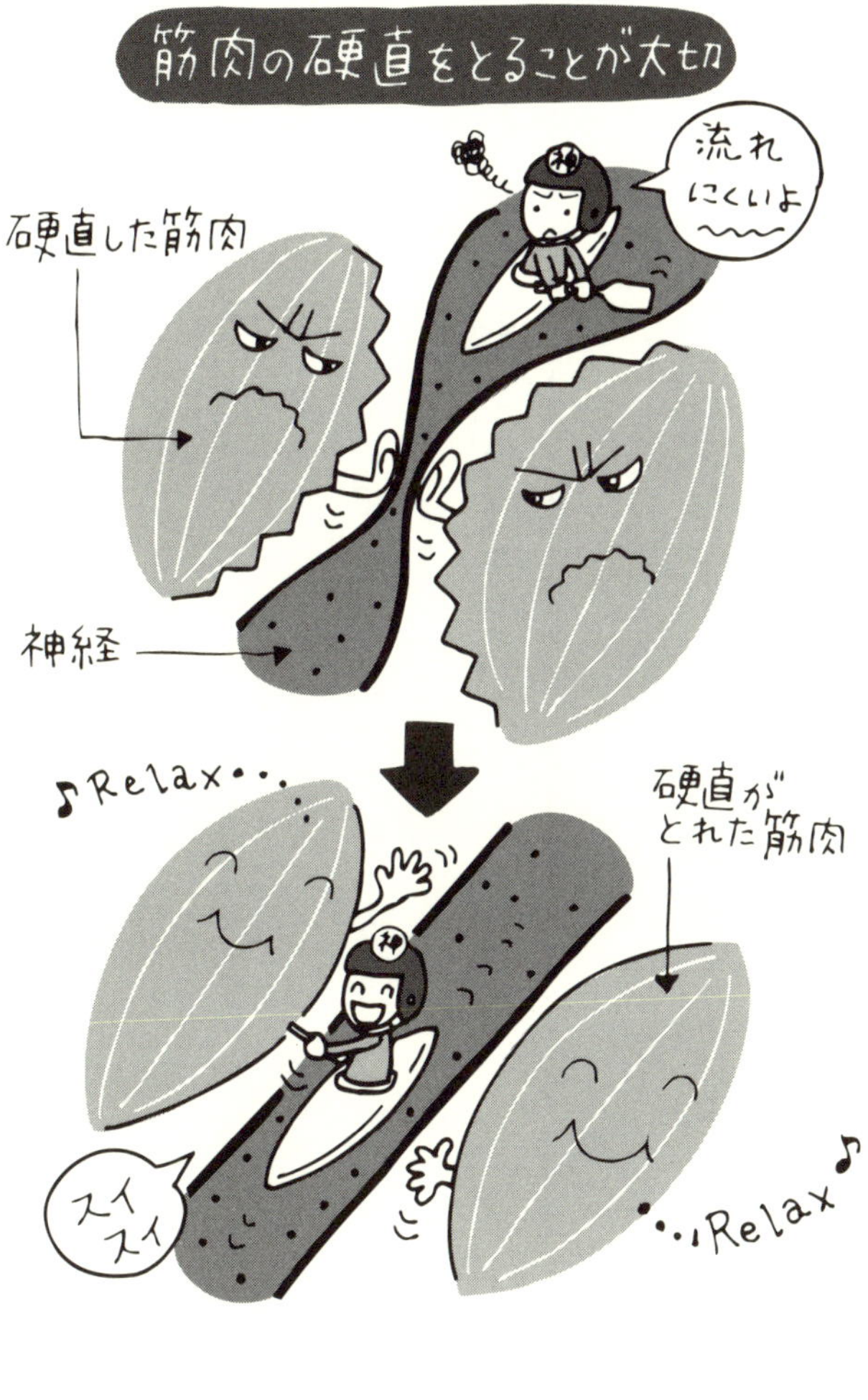
筋肉の硬直をとることが大切
流れにくいよ
硬直した筋肉
神経
♪Relax・・・
硬直がとれた筋肉
スイスイ
・・・Relax♪

この硬直をとらないと、よくなりません。脊柱管狭窄症だけでなく、椎間板ヘルニアの座骨神経痛にしても、手術したにもかかわらず「座れない」という患者様がいっぱい来るのです。

なお椎間板ヘルニアについては、飛び出したゼリー状の髄核が、安静にしているると自然に戻る、吸収されるという人もいますが、それは実際はまれです。ただ支える筋肉がしっかりしていると、痛まなくなったりするのです。

「よくなる」というのはこういうこと

では背骨の中のかんじんの脊柱管の狭窄はどうなるのか、正常に真っ直ぐに、というかきれいなS字状に戻るのかというと、厳密にはそうではありません。

正確にいうと、「痛みが出ない位置にまで戻る」。痛みが出ない程度に正常な位置に戻るということです。

これは、あまりこだわらないほうがいいのです。正常だ、歪んでいるといっても、どこまでを正常とするかはもう大変な幅があります。正常でなくても健康体の人はいっぱいいて、若くて健康で何ひとつ不快な自覚症状のない人でも、狭窄のある人はいるのです。

前の章でお話したように、狭窄の有無やその程度と、症状とはまた別のものなのです。

これは狭窄に限らないことで、お相撲さんなんか、実際は椎間板ヘルニアの人がいっぱいいるのに、痛みも何も、症状が出ない人がたくさんいます。

なぜかというと、骨より筋肉がしっかりと支えているからです。だから引退すると筋肉が細くなって、支えられなくて痛みが出てくる。筋肉の組織がだいぶ切れているのです。これもまた、神経がよくなれば、切れている筋肉の組織もつながって、しっかりしてきます。

本末転倒の論理

以上、述べてきたように、生命のベースにあるのは神経です。神経根がよくなって、血流がよくなる。リンパの流れもよくなる。骨の歪みを治すには、まず神経のつながりをよくすること。そうしたら骨が矯正されてきて、骨盤の歪みも矯正されてきます。

それを一般には、「ホースの中で水の流れているここを潰しているのだから、潰れているところを広げればいいんだ」というので、脊柱管の後ろの骨を削ったりする手術をするのですが、潰れたままの状態でもちゃんと改善します。

ホースが曲がっていても、中がきれいなら水は流れるし、ホースが真っ直ぐになっても、中に砂や土の塊があったら水は流れません。骨だけどうにかしても、かんじんの神経が回復しなければ何にもならないのです。

患者様の真実の声

41歳 男性 千葉県千葉市　治療２か月目

治療前　２～３年前より腰痛があり、半年ほど前から右足の裏側のしびれが出るようになりました。その後ふくらはぎの痛みが出てきました。痛みで夜もうとうとしか眠れませんでした。

治療により　９回目より痛みがほとんどなくなりました。私生活が今までと同様にできるようになりました。

院長コメント　Ｌ４、５の脊柱管狭窄症からくる座骨神経痛で、９回の透刺鍼で痛み、しびれの自覚症状が改善された。

29歳 男性　治療２か月目

治療前　とにかく痛い。

治療により　普通に歩けるようになるのが早かった。

院長コメント　脊柱管狭窄症からくる座骨神経痛で、今まで他の病院で検査治療していたが治らず、歩けない状態でお母さんの運転で来院する。１か月の透刺鍼で歩けるようになって、仕事もできるようになり、今は健康管理の治療で来院している。

真実を伝えるアンケート

うちの患者様たちは、90％は徐々に歩けるようになります。ただ、途中でやめちゃう人が何％かはいます。勝手にやめてしまう人には私もどうしようもありません。

患者様は、3か月たつとほとんどよくなるので、そうなると患者様の顔の表情がガラッと変わってしまいます。

ほんとによくなるので、患者様は日本全国から来院し、海外からも、カナダ、オランダ、アメリカなどからも来られます。最近では、アメリカの方の紹介で来院されるケースが増えています。

遠方の人には、短期集中治療をします。通常1日1回のところを、1日2回、1回目の治療の後、10分間時間をあけて再度治療します。宿泊所は近くのホテルやウイークリーマンションを紹介しています。

アンケートをとり出したのは平成15年6月からです。90％以上という数字は、アンケートの声が、その真実を伝えています。これは患者様自身が本音で書いたもので、当院のホームページにも載せております。

本書のあちこちに、コラムとして出ているのは、この患者様の真実の声、真実のアンケートの一部です。「院長コメント」とあるのは、1枚1枚のアンケートの裏に私が書いているコメントです。

次の章では、健康の基礎＝神経について説明しましょう。私の施術を理解してもらうためにも、神経については知っておいてほしいと思います。

第3章

神経の話と心の問題

血液サラサラから神経スイスイへ

神経について知っておこう

この章では、日頃見落とされがちな「神経」の働きについて考えていきましょう。

神経系は、人間の生命の維持から身体能力から、意識や感覚や心や知性など、膨大な領域の情報を扱って、大量の情報を同時に送受信している、実に巨大で複雑な通信システムです。

神経系を構成する基本単位はニューロン。神経細胞です。いまはみんなもの知りになって、「ニューロン」とか「シナプス」とかいう言葉も知っているでしょう。

神経細胞は、円形で外側がピラピラした部分と、細いヒモみたいな部分でできていて、ピラピラと反対側の先端もちょっと分かれています。

■　ニューロン

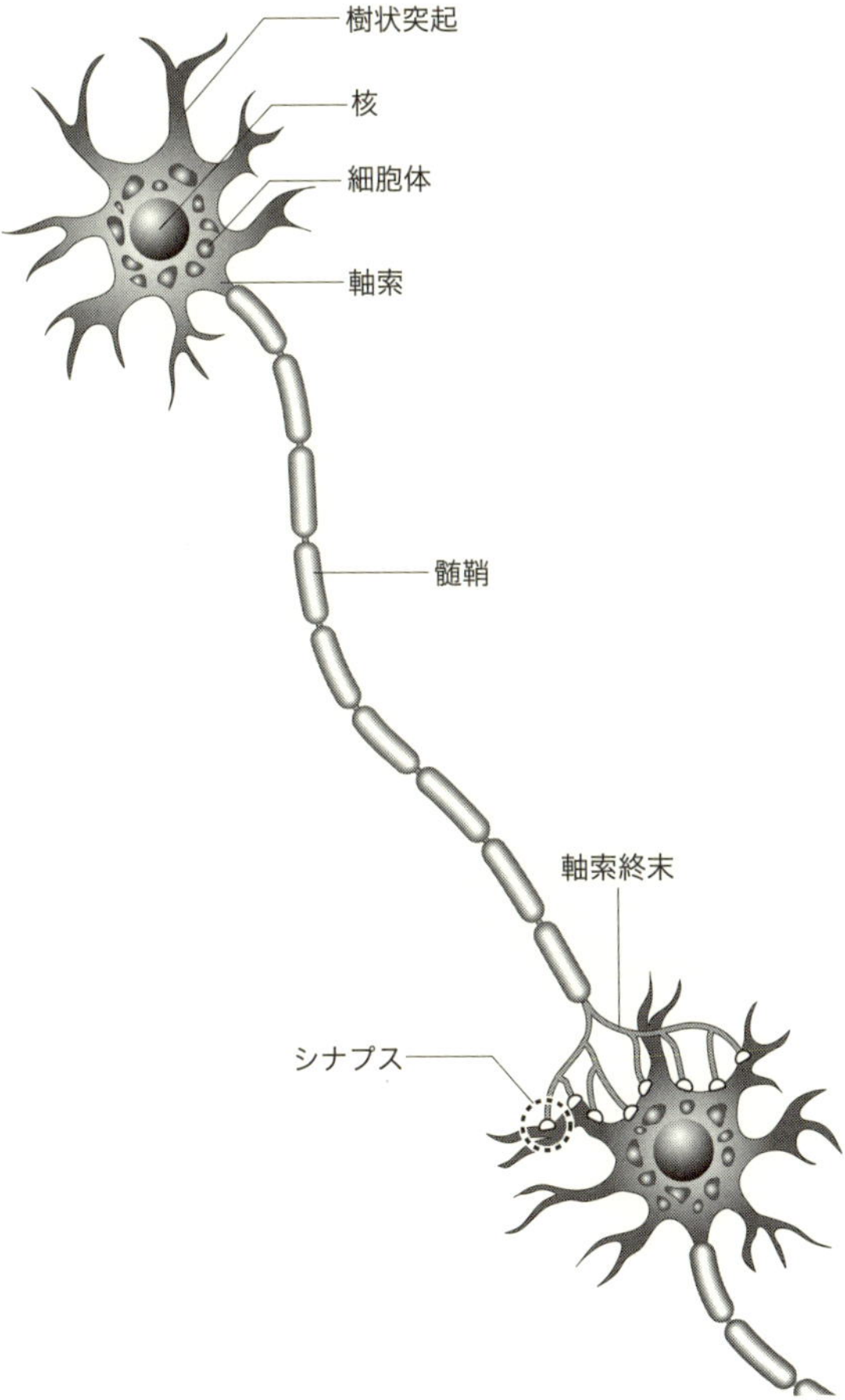
樹状突起
核
細胞体
軸索
髄鞘
軸索終末
シナプス

丸い核のようなところが細胞体で、神経線維の中心を通っている線が軸索です。ピラピラ（樹状突起といいます）のところで前のニューロンから情報を受け取り、軸索を通過させ、先端の枝分かれの部分から次のニューロンのピラピラに情報を渡すのです。

前のニューロンの軸索の先端と、次のニューロンのピラピラとの接合部が、いわゆる「シナプス」といわれるところです。

情報の受け渡しというか、そのときの物質は微量の化学物質で、それが電気信号になって軸索を通過して、次の受け渡しではまた化学物質になって、次のニューロンに渡されます。

つまり接合部のシナプスでは、前のニューロンの軸索の先端からすごく微量の化学物質が放出され（神経伝達物質と呼んでいます）、これが次のニューロンのピラピラにある受容体を刺激して電気信号（これがインパルスです）を起こさせ、インパルスは軸索を通過して、先端からまた次のニューロンのピラピラの受容体を刺激する、というわけです。

インパルスは神経線維をたどって、脳内に伝わっていきます。むろん、脊髄で命令が帰る反射中枢は別です。

脳の活動は、これらの膨大な数の神経細胞が発する電気的なインパルスによって起こっています。

さて、脊柱管から外に出た末梢神経では、この軸索の周りに髄鞘という筒状のカバーみたいなものが巻きついていて、軸索を守っています。これは何層もの脂肪層の膜のようなもので、電線を覆う絶縁体みたいなものです。

神経細胞ではこのカバーがあるものとないものがありますが、ちゃんとカバーがあるもののほうがインパルスはずっと高速で伝わります。またこのカバーが損傷すると、神経の伝達速度が落ちたり、機能が働かなくなったりします。

神経細胞は、細胞体がやられてしまうとそれで終わりですが、軸索のほうは、細胞体に損傷がなければ、損傷を受けても自己修復していきます。

この修復力には差があって、年をとってくると回復が遅く、修復力も衰えてきます。だから高齢者になると、病気やケガに弱くなるのです。これは年の問題だけでなく、その神経線維を囲んでいる環境でも違ってくるし、本人の心身の状態でも違ってきます。

脳の活動は神経細胞が出すインパルスで起こるといいましたが、どんな電気活動がどういう場所でどんな程度の規模でどう起こるのかは、数学の公式のように一つの答えが出るわけではありません。脳の活動は、その人の意識の状態や心の状態、体の動き、周囲の環境など、いろんなことで違ってくるのです。

だからこそ私たちは、日頃の意識や心の状態、生活の方法などが大事になるのです。

患者様の真実の声

65歳 女性 東京都西多摩郡　治療3か月

治療前　じっとしていても右足裏にしびれと痛みがある。歩き始めからしびれ、痛みがあり、5メートルくらい歩くと冷や汗が出るくらい痛くなり、すぐ椅子に座りたくなる。それが8年続く。3年くらい前から長く歩くときは車椅子を使っています。最近は左膝に痛みとむくみ、熱があった。

治療により　治療開始から2か月くらいで左膝はずいぶんよくなったようで、痛みはないです。右足裏のしびれと痛みはまだとれていませんが、治療前は腰を曲げていたのが現在は真っ直ぐ伸びるようになってきました。痛みとしびれはまだあるものの20メートルくらい歩けます。少し右足にも力が入るようになった気がします。右足裏の痛みとしびれがとれるように、遠方ですが通院を頑張りたいと思います。

院長コメント　2か月の集中透刺鍼治療で、少しずつ改善されてきました。透析治療をしながら来院しているので大変だとは思いますが、今後も頑張ってください。

74歳 女性 東京都豊島区　1日2回治療1か月半

治療前　今までは歩くことも大変でした。

治療により　今はとても楽になりました。

院長コメント　1か月の集中治療で歩けるようになりました。今は喜んで話もできるようになりました。

交感神経と副交感神経

全身に張りめぐらされている末梢神経には、体性神経系と自律神経系があります。

体性神経というのは、意識的にコントロールできる神経というか、感覚と脳・脊髄と筋肉をつなぐ神経です。

一方、自律神経は意識的なコントロールのいらない神経で、心臓の収縮の度合いや速度、血圧、呼吸数、唾液や胃酸の分泌量、腸の動きなどなど、生命の維持に必要なもろもろの内臓の働きを調節するのに働く神経です。

この自律神経には、交感神経と副交感神経があります。片方が活発に働いているときにはもう一方は活動を抑制している、というふうに、双方が互いにバランスを保って、内臓の働きを調節しています。

■　**交感神経・副交感神経の分布器官とその働き**

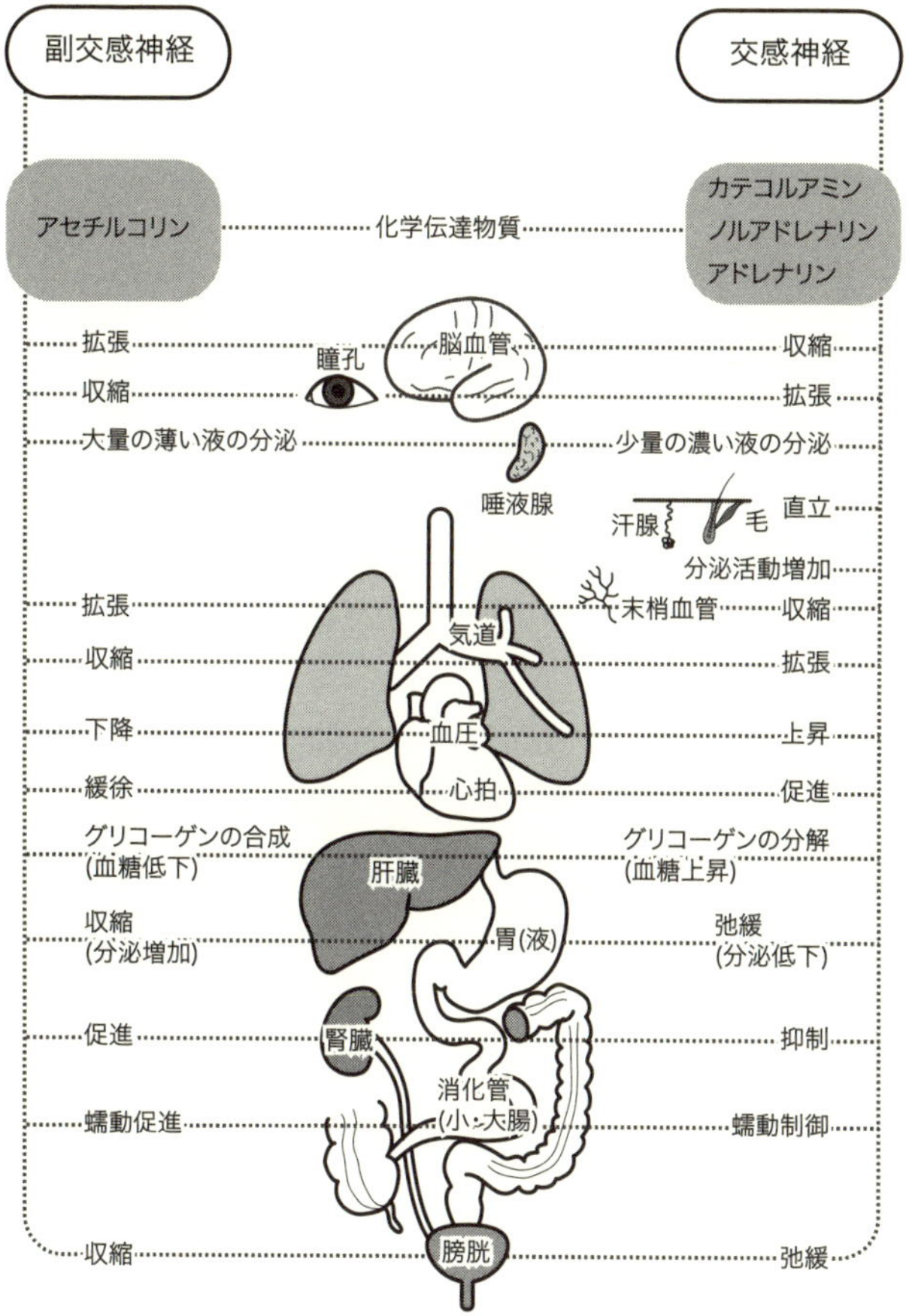
副交感神経
交感神経
アセチルコリン
化学伝達物質
カテコルアミン
ノルアドレナリン
アドレナリン
拡張
脳血管
収縮
瞳孔
収縮
拡張
大量の薄い液の分泌
少量の濃い液の分泌
唾液腺
汗腺
毛
直立
分泌活動増加
拡張
末梢血管
収縮
気道
収縮
拡張
下降
血圧
上昇
緩徐
心拍
促進
グリコーゲンの合成
(血糖低下)
肝臓
グリコーゲンの分解
(血糖上昇)
収縮
(分泌増加)
胃(液)
弛緩
(分泌低下)
促進
腎臓
抑制
蠕動促進
消化管
(小・大腸)
蠕動制御
収縮
膀胱
弛緩

交感神経は全体に動きを活性化させ、副交感神経は反対に抑制させ、通常の状態に戻す働きをします。交感神経は脈拍、血圧、呼吸数などを増加させますが、副交感神経はそれらを減少させるのです。

交感神経は戦闘や何かから逃げるなど、ストレスの多い緊急の状況に対して体を準備させるときに働き、副交感神経は心拍数を下げたり血圧を下げたりして、ニュートラルな状態に戻ったり、休む状態に向かわせます。

痛みというのは、交感神経が優位になって、興奮状態になっている時に出るのです。

痛みを治すには副交感神経が大事です。ちなみに鍼というのは、副交感神経を優位にして交感神経の興奮を抑えることで、痛みを鎮静化させるのです。

交感神経と副交感神経はどちらが大事ということはなく、双方のバランスが大事なのですが、現代人はどちらかというと交感神経優位です。常時ストレスにさらされ、好ましくない状態に向かって、無意識のうちに攻撃や防御の姿勢をとっています。

だからこそ「癒し」とか「リラクゼーション」とか、心を休ませるビジネスが繁盛しています。これらは副交感神経を優位にして、心拍数を下げたり血圧を下げたりして、人間を休ませてくれるのです。

副交感神経優位になって十分休息すると、細胞も私たちも回復して生き生きしてきます。それは、ただ長時間寝ていればいいとか、そういうことではありません。本当に心地よい休息状態を経験すると、生体の中ではいろんな化学反応が起きて生理状態が正常に健全な状態に戻るのです。

このへんの精妙なメカニズムは、知識としてはわかっていなくても、体験的にみんな知っています。

たっぷり睡眠をとった後は心身ともに冴えているし、気持ちも大らか、前向きになっています。十分休息し、大いに笑い、楽しく生き生きしていると、血流も改善し免疫力もアップして、病気も早くよくなります。

そのベースにあるのは神経です。神経については、もっともっと目を向けていいのです。

神経こそ身体の基礎

自律神経は生命活動の基本をコントロールしています。この神経系が修復されないうちは、物理的に筋肉の圧迫がとれて血管が開放されても、やっぱり元に戻るでしょう。それだけ神経系の働きは大きいのですが、みんな気づかないのです。

骨格や筋肉、血流などは、模型や図でよく見るし、イメージしやすいかもしれません。整形外科とか整体やカイロに行くと骨格の模型があるし、学校では骸骨や赤と青の血管の絵、筋肉の絵などを見るでしょう。

とくに「血液をサラサラにする。血流をよくする」っていうのはもう大はや

患者様の真実の声

56歳 男性 千葉県印旛郡　治療３か月目

治療前　１）尻の痛み　左の臀部に痛みがあり、痛みが出ると立っているのも歩くのも苦痛で、50～100メートルごとにストレッチして歩いていました。磁石を貼れば痛みがやわらぐので利用してました。２）左足先のしびれ　親指を中心に継続したしびれがあり、寝ているときにけいれんがあったり、草取りでかがむと痛くなっていました。３）スネの外側の前脛骨筋の痛みと皮膚の触感に違和感がありました。４）尻の痛みで朝目が覚めることが多かった。

治療により　１）治療１か月くらいで磁石は利用しなくなり、現在軽い痛みはありますが、歩行に支障は感じません。痛みはあっても、歩けなくなることはありません。２）しびれはまだありますが、痛み、けいれんはなくなりました。しびれは不快だけど、生活への不都合はありません。しびれがなくなることを期待しています。３）前脛骨筋の痛みは１か月くらいであまり感じなくなり、皮膚の触感が戻ってきました。４）１か月目くらいで、尻の痛みで朝目が覚めることはなくなりました。

院長コメント　手術後、当院へ来院してきました。はじめは不安な暗い表情だったのが、１か月で痛み、しびれがだいぶ改善され、顔も心も明るくなりました。３か月で歩くのに支障がなくなりましたが、手術をしてしまったので、しびれを改善させるのは大変です。あと３か月の透刺鍼治療で、しびれのほうもだいぶよくなっていくでしょう。

り。息の長いブームです。血流をよくする、というのは、とてもわかりやすいし、血管はイメージしやすいのです。

でも、「神経の流れをよくする」ってイメージしにくいでしょう。私はこれでも、神経系をイメージしてもらうために、ここまで一生懸命お話してきたのです。

整形外科やカイロにある模型だって、椎骨と椎骨の間から、黄色いゴムみたいなものがピンピンと突き出ている、もうあれだけ。あの黄色いピンピンが神経だってことだって、みんな知らないし、先生も説明なんてしないでしょう。

でも、大事なものは奥深くにあります。

そして、奥にあるものほど力が強いのです。

人間の意識だって、普通の意識より奥にあって見えない潜在意識の力のほうがはるかに大きいでしょう。木だって枝や葉を切られても生きていますが、根がダメになって、中の樹液が流れなくなったら終わりです。

「奥にあるものほど力が大きい」――これまた自然界の法則です。

そういう意味でも、神経は体のいちばんのベースなのです。

つまりベースがきちんと修復されると、戻りにくい。長い間の生活習慣では必ず歪みは来ますが、神経系が正常に機能していると、歪みも早く知覚しやすいし、回復した後の戻りも起きにくいのです。

でも神経系に直接働きかけることは、なかなかできません。直接いじれないし、やっぱり根元は深いところにあるからです。

こういうところが私独自の牧野式透刺鍼の力です。

一般的な鍼について

鍼についてもちょっと触れておきましょう。

鍼というのはご存知のように古代中国からの伝統医術で、細い金属製の鍼

（いまはステンレス）を、からだの表面にあるツボ（経穴）に刺入して、経絡を調整します。鍼の長さは普通4～8センチ、直径0・17～0・33ミリくらいです。

経絡というのは体の中の臓腑から体全部に通っている気血の道のようなもので、この通りがスムーズにいっていると「健康」とされています。

ツボはその気血が集まっているところ。気血や臓腑に異常があると、ツボに反応が出るので、鍼灸師はそのツボのあたりの皮膚の状態からいろいろ診断して、鍼で刺激することで経絡を調整して、体内の機能に働きかけるのです。

灸は藻草による温熱刺激でツボを刺激します。「鍼灸」という言葉どおり、だいたいは二つ併用して治療しています。

日本の鍼は、普通は金属か合成樹脂の細い筒を使って刺入していますが、中国鍼では筒を使わないで、長い鍼を親指と人差指でつまんで直接刺入します。

鍼は西洋医学に比べて科学的評価がいまひとつだったのですが、現在は効果が実証されて、医科大とか公的な医学研究機関、医療機関をはじめ、欧米でも鍼灸が盛んになってきています。

ＷＨＯ（世界保健機関）でも、神経系、内分泌系、免疫系、運動器系、循環器系、呼吸器系、消化器系など、実に幅広い疾患で効果があるのが認められています。健康保険の適用もあります。

幅広いというのは、つまりは全身に及ぶ神経系の働きを証明しているようなもので、脳内でいろんな神経伝達物質が出されていることも証明されています。鍼はもともと副交感神経を優位にして鎮静させる働きが大きくて、セロトニンなんかもその一つです。セロトニンは天然の痛み止めといわれています。

ただ、残念ながら、同じ鍼灸師が同じような症状の人に同じ治療をしても、効く人もいるし効かない人もいるのです。これは鍼灸師自身が認めるところです。それは受ける側の体の状態が、精妙なレベルでやっぱり違うということでしょう。また患部、病巣を直接狙うことができないので、ピンポイント攻撃ができません。

血液サラサラから神経スイスイの時代へ

私は現在、普通の鍼はまったくやっていません。私の牧野式透刺鍼は、前にもお話したように、私が独自に開発したもので、ツボや経絡とは全然違います。神経の傍らに刺入し、筋肉の硬直をとることで、神経のつながり、流れをよくすることにより、痛みやしびれが鎮静され、歩けるようになります。さらに結果として筋肉が太くなり、骨が矯正されてきます。

普通の鍼は表面から数センチ入れるだけですが、牧野式透刺鍼は、ずーと奥まで刺していって、手のしびれ程度なら2本くらいで改善されてきます。

繰り返しますが、生命のベースにあるのは神経なのです。神経は体全部の情報の交通網です。末梢神経の根元の神経根がよくなれば、脊柱管の中の血流もよくなり、末梢の血流もよくなり、リンパの流れもよくなります。

「血液サラサラから神経スイスイの時代へ」――健康志向のみなさんへ、新しいキャッチフレーズとして提案したいと思います。

自律神経は心の影響を受ける

自律神経は意思と無関係だから、心の状態と関係なくちゃんと動いているのか――といったら、それは全然違うのです。

よく自律神経失調症っていうでしょう。

ストレスが原因で自律神経がうまく働かなくなったりします。自律神経は自分の意思でコントロールすることはできないけれど、心の状態の影響をすごく受けるのです。心配ごとがあると胃が痛くなったり、ストレスで簡単に胃に穴があいたりします。

だから心の状態をよくすることは、とても大事です。患者様の心の状態で、治療の効果も違ってくるのです。

私の鍼灸院では、最初は不安になる患者様も多いのです。

前にもいったように、普通と違って鍼は長いものですし（11センチくらい）、数も少ないし、時間は短い。普通なら時間は長いし、鍼はツボに対して何十本もやります。私にいわせれば、「病気の根本を特定できないし、仮にわかっても直接そこをどうにもできないから、遠回しにそれ以上のことはできないんだ」と思うのですが、患者様はそうは思っていません。

でも何日間か来院して、よくなってくるのが分かると、もう態度がガラッと変わってしまいます。明るくなるし、信頼関係もできてきます。

そこで私はいつも「正しい医学知識」つまり「脊柱管狭窄症はこういう病気なんだよ」「こういうふうに、養生はきちんとしなきゃダメだよ」と教えます。

考え方が間違っていると、治りが悪いし、また別のところに行ってわからなくてグルグルいろいろ回されたり、よけいな薬を飲まされたりして、遠回りしてしまうからです。

そしてそのほかに「心を安定させないからダメなんだよ」と心の話もします。痛みは交感神経が優位になって、興奮状態になっている状態です。そこで心がイライラしていたりすると、自律神経のバランスは一層崩れて、さらに交感神経が優位になって、痛みの症状が強くなってしまいます。

鍼は副交感神経を優位にして、交感神経の興奮を抑えて鎮静させるわけですから、本人がイライラしたりして交感神経優位にしたら、せっかく治療に通う意味がありません。

だから患者様と私は一体で治療に向かわないといけないし、私もまず患者様の心を安定させてから治療に入ります。大いに笑うことを勧め、副交感神経の流れを優位にします。そうすると心技一体になって、どんどんよくなってしまうのです。

疑いの心を持つ人はよくならない

逆に、「疑いの心」はよくありません。私の顔を見て、「ホントにこれでよくなるんですか？」って、そういう態度でいる人がたまにいるのです。

そういう人は、こちらで何とかしてあげようと思ってもダメ。そういうのはもう初診のときから態度でわかるので、こっちから「普通は3か月だけど、あなたは1年以上かかるよ」といいます。そうしたらもう来ないでしょう。そういう人はほかの患者様にもよくないから、そういいます。

そういう人は、だいたい何かというと他人の悪口ばかりいって、「あそこ行ったけど、ちっともよくならない」とか、悪口ばかりいいふらす人です。そういう人は一回ですぐわかります。心のレベルの低い人です。そういう人は相手にしません。

患者様の真実の声

73歳 女性　治療３か月目

治療前　座骨神経痛の諸条件が全部ありました。とても不快感がいっぱいでした。

治療により　痛みがなくなりました。気分も明るくなり、不安がなくなりました。ありがとうございました。またよろしくお願いします。

院長コメント　脊柱管狭窄症の座骨神経痛、両Ｌ４、５からくる臀部と下肢の痛み、しびれがあり、腰の手術後の治療なので、大変レベルの高い技術を要した。３か月の透刺鍼の治療で自覚症状が改善され、ニコニコして喜ばれた。本人は、以前は寝たきりになるかと思っていた。

48歳 女性　治療３か月目

治療前　座るのも立つのもできないくらい痛みがあり、前にかがむこともできない。正座もできず、お尻から足にかけて痛みがありました。

治療により　お尻から足にかけての痛みがとれ、両手を使って顔や頭を洗うことができるようになり、あの痛みがウソのようになくなりました。ありがとうございました。

院長コメント　Ｌ４、５から脊柱管狭窄症でかなり激しい痛みが腰から臀部にあり、動けない状態で娘さんに送られて来院する。10回目の透刺鍼治療で自分で歩けるようになり、痛みも改善され、一人で来院できるようになった。いまはお孫さんも抱けるようになり、大変感謝されました。

いい面を持っていれば、症状がどんなに悪くても、間違った考えを持ってい
ても、それを正して心が変われば、副交感神経優位となり、神経の流れもよく
なるので、体も早くよくなっていきます。

頭でっかちで、自分の知識に凝り固まっている人も困りものです。悪気はな
いのですが、自分で自分の体を悪くしがちです。

ある薬剤師さんは、頭もよくて、薬剤師なので医学の知識も豊富。うちに来
ても私のいうことを信用しないで、自分でいろいろネットで調べていろんな答
えを引き出して、「ああじゃないか」「こうじゃないか」とやっています。検査
して結果を見せても、診断に納得しません。

でも筋肉の硬直が透刺鍼で改善すると、それを自覚できるようになって、や
っとわかってきました。結局手のしびれから足、脊髄神経に来ていることがわ
かったのです。脊髄の固まりを透刺鍼で刺すと、「先生、足のほうまで感じて
くる」っていう。「今まで神経のつながりを感じなかったのが、それが感じら

れるようになって、足の痛みやしびれが取れてきた」と。

だから「わかったろう。診断だけじゃ病気は治らないんだ。病気がわかるだけじゃ治らない。高い技術を持ってなきゃ治らないってことがわかったろう」といったら、今度は素直に「わかった」と答えていました。

大切なのは「技術＋心のケア」

脊柱管狭窄症ではないのですが、ある頸椎の椎間板ヘルニアの患者様（38歳男性・横浜）は、ある病院で1年以上も精神安定剤をいっぱい飲まされていました。自律神経遮断剤。そこでは結局治せないので、安定剤を何種類も大量に出していたのです。

痛みだけは止まるけど、また痛みますから、それでまたそこに行ったら、「あんたもう、あれだよ、この薬飲んで、一生やめることはできないよ」と笑っていわれたそうです。

コンピューター関係の仕事のようですが、会社では大事な人なんでしょう、そこの社長さんがよくできた人で、「ちゃんと治しなさい」というので、休職してうちに来ていたのです。「よくなったら一生懸命働いて社長さんに恩返ししてあげなさい」と私はいいました。

今では透刺鍼でヘルニアの痛みはほとんどなくなりましたが、来院のたびに心理面から話し合い、薬とも闘って止めることができるようになりました。

現在は健康になって社会復帰しています。笑顔も見えてきて、「先生、ありがとうございました」と心から感謝され、お互いに喜び合うことができました。

このケースのように、強い薬を飲ませて、患者をロボットのようにしてへっちゃらな先生もいるのです。精神安定剤で頸椎の椎間板ヘルニアが治ると思いますか?

うちでは、1回ゆっくり話をします。それで安心して、心が安定した状態で治療に入ります。

そして生活の仕方とか、正しい習慣も教えます。

常にそういうコミュニケーションをとって、また疑問があればそれを聞き、治療ばかりでなく、心の矯正をしてまた家に帰してあげます。

治療は本来、技術ばかりでなく、精神面も治してあげるのが理想です。精神面のそういうものもまず治してから、技術と心と、両面から一緒にやるのです。

何かうるさい人で、イラついているような人も、まず話を聞いてから、矯正させます。「もう嫌っちゃダメだよ。あなたの病気はこういう病気で何か月もかかる病気なんだから、イライラしているとよけい痛みが出て、交感神経優位でこうなるんだよ」「だから痛みばかり見ないで、何か楽しいことを考えなさい」「一つでもいいから何か楽しいことをしなさい」という感じです。お年寄りのおばあちゃんなんかには、よくそんな話をします。

「人に親切にするのでもいいし、人と自分の喜びをわかち合うのもいい。いま笑えない状態でも、何か楽しいことはあるでしょう」といいます。

すぐ答えが出なくても、治療するうちにその人にあった答えが出てきます。

「旅行でも何でも、何か一つそういうものを楽しみにしたり、目標にしたりしなさい」「あなた、何がいちばん楽しいの？　それを目標に持ってやろうじゃないの」って、そんな話をするのです。

楽しみや幸福感によって脳からエンドルフィンが出て、副交感神経が優位になります。心の状態は、そのくらい治癒に大きく影響するのです。

第4章

牧野式透刺鍼と私の人生

オレには何ができるのか？

私は東京都江東区北砂町の出身。育ちは九十九里浜です。

若いときから歌が大好き。高校時代はグループをつくって、プロ並みに歌っていました。海辺で、当時流行っていたエレキギターを弾いて。もっぱらベンチャーズと加山雄三。まさに〝海辺の若大将〟です（年がわかります）。湘南じゃなくて九十九里ってとこがいいでしょう。かっこいい白のユニフォームなんか着て、ちゃんとお金ももらって歌っていました。

お金をもらえばプロです。メンバーもみんなもうスターだから、女の子が誘いに来て、デートして、カップルで海辺でチュッチュッやっている。私はそういうのはオクテでダメでした。「お前も行ってこいよ」なんていわれても、何していいかわからないのです。

ところがある日、海辺でお金をもらって演奏しているところを風紀委員に見つかって、先生に呼ばれ、3日くらい停学処分をくらいました。「お前はどうするんだ。学校を選ぶのか、それとも音楽の道を選ぶのか」ともいわれました。勉強は嫌い、成績はダメでした。軟式ながら野球の監督なんかは頼まれてやったことがありましたが、とにかく学校の勉強は嫌でした。

でも何か〝志〟みたいなものは持っていたのです。ひとつには、本は読んでいたのです。で、武者小路実篤の『青春に寄せる言葉』という本に「この世の義務を果たせ」って書いてあって、それが頭から離れませんでした。

「オレは何ができるのか」「オレは何をやればいいんだろう」という気持ちがありました。

私の父方は江戸時代からの医者の家系でした。叔母は鍼をやっていたのです。この叔母は助産婦でもあって、鍼一筋の人。それを見て惹かれるものがあって、「オレも鍼をやろうか」と思いました。それで鍼灸学校に入り、昭和44年には東京都江戸川区の清水貞顕先生のところで7か月、翌年45年には新宿区の横山瑞生先生の鍼灸院で鍼を学びました。昭和47年に鍼灸免許を取得し、翌年48年には千葉県大網白里町に牧野鍼灸院を開院しました。

19歳から22歳くらいまで学校に通って、東京都大田区の小池祐太郎先生に学びました。

船橋に親父の土地があったので、それで2年間で船橋に移り、昭和50年に現在の治療院を開院しました。

小池先生は遊び上手で、シャンソンが好きでした。先生は私にいろいろ社交的なことを教えてくれました。もう亡くなってしまいましたが、岸洋子さんのディナーショーや、世界フランス国際鍼灸学会にも一緒に出席しました。

そのころのご縁で、私もシャンソン歌手やオペラ歌手、ダンサーなど、いまでも長い付き合いのある方がいます。

患者様の真実の声

65歳 男性 長野県須坂市　1日2回治療5か月目

治療前　12年ほど前に脊柱管狭窄症の手術を受け、その後徐々に左側筋肉の退化（腰、尻、ふくらはぎ、足裏）が始まり、治療前は左足をひきずるように歩いていた。時間的にも20分程度の連続歩行がやっとであった。また、腰の骨が突出しており、背骨も左側に曲がっていて、痛みが右側筋肉に起きていた。

治療により　治療開始後、2週間程度で左足の動きがよくなり、歩行が楽になってきた。2～3か月で左腰の筋肉がついてきて、背骨が左側に曲がることによる痛みもほとんど消えてきた。また、背骨の突出も治り、座っていても体が楽になってきた。臀部の筋肉、ふくらはぎも徐々に筋肉がつきつつあり、希望が出てきた。

院長コメント　手術後、長野から当院へ来院しました。5か月の集中鍼治療をしました。レントゲン検査の結果、前の突出も正常に戻っており、本人も大変喜んでいました。

56歳 男性 長野県　治療3か月目

治療前　足にしびれが出て、5分歩くと歩けなくなり、10分休みという状態で、階段の下りは一段一段歩くようでした。

治療により　3日目あたりから、15分かかって歩いていたのが5分でしびれもなく歩けるようになり、痛みがウソのようになくなりました。

院長コメント　10回目の透刺鍼治療で改善されてきました。

牧野式透刺鍼への道

牧野式透刺鍼への道は、このころから始まっていたと思います。私自身が神経痛を持っていたので、「神経痛治るかな？」と毎日自分の体を刺して一生懸命やっていました。それまでの治療でよくならなかったので、自分で身体実験をやっていたのです。

それがある日、「ここの横らしい」と、突き抜ける場所を発見しました。

23歳のときには、もう自分で鍼を通して治していました。固まりのところに通していくと、固まりがとれて、治ってしまうのです。

24歳のころ、透刺鍼のきっかけをつかみました。

ある患者様に5〜6センチの石のような筋肉の硬直した固まりがあり、左手で周囲を押さえつけて約11センチの鍼を通して刺したら、その後痛みが鎮静されたのです。

このときが、たぶん牧野式透刺鍼の誕生だったのだと思います。

独創性のようなものは若いころからあって、この鍼もまったく独自に編み出したものです。誰かからアドバイスを受けたということもありません。一般的な中国鍼とは違う握り方で奥へ刺すのです。これはある日突然ひらめいたのです。

そうしてこの頃すでに、自分で横腹のタテの透刺鍼とか、いろいろやっていました。

九十九里時代には、軽い人も重症の人も病気ばかりたくさん見ていたので、すごく勉強になりました。たくさんの人を見て、治療しているうちに、もう患者様を見ただけで、何となく「ああ、このへんが悪いんだな」「かなり重症だな」「すぐ治るな」とわかるようになったのです。

透刺鍼デビューのヒントになったものは？

船橋ですでに開院していたある日のことです。

船橋の焼鳥屋で酔っぱらって焼鳥を食べているとき、その焼鳥の串刺しの状態を見て、ヒョイッとあるイメージが出ました。「長い鍼をずーっと深く通す」というイメージと、同時に「透刺鍼」という言葉が浮かんだのです。

さらに「鍼を通して固まりが消えてなくなってしまう」というイメージで、〝通す〟と〝透す〟が一緒になって、透明人間みたいなイメージがあったのです。「かっこいいな」って思いました。そして「不思議の透し」という言葉も浮かびました。

同時に「ああ、そうだ、九十九里の患者さんだ！」と思い出しました。

それから現在の透刺鍼治療の開発に真剣に取り組み、タテ、ヨコ、斜め交差の透刺鍼も開発しました。

平成元年ごろ、50人の患者様を25人ずつ二つのグループに分けて、一つのグループは一般的なツボの鍼治療、もう一つのグループは透刺鍼の治療で、比較試験をしました。30日後の治療効果を比べたのです。透刺鍼をやっているということは知らせていないので、患者様は何も知りません。

違いは歴然で、普通の鍼ではある一定以上はとれない痛みやしびれが、透刺鍼だと90％以上が鎮静されていました。これは患者様がアンケートの質問に答えた真実の結果です。

普通の鍼治療の患者様には、その後集中的に透刺鍼の治療をして、ちゃんとよくしてあげました。

こうして透刺鍼が重症の痛み、しびれに鎮静効果があることを、統計として確認した後は、もっぱら透刺鍼治療に切り替えることになりました。

私は現在、経絡のツボ治療はやっていません。ツボで麻酔をかけるなんていう利用法もあって、私も頼まれて産婦人科である患者様に麻酔の代わりに施術したことがあります。鍼の後30分で赤ちゃんがすぐ産まれて、出血も少なくて早く退院しました。確かに麻酔効果はあって手術の前にやると出血など少なくなったりするのです。

でも今はもう頼まれてもやりません。患者様が溢れているのに怒られてしまうからです。重症の脊柱管狭窄症や座骨神経痛で苦しんでいる人を、ただでも全部診られなくて断っている状態です。別のことをするくらいなら、その間何人かの患者様を見たいからです。

教えられること、教えられないこと

牧野式透刺鍼の技術は、普通なら企業秘密でしょう。「特許をとったほうがいい」という人もいるくらいです。

患者様の真実の声

52歳 男性 千葉県松戸市　治療10回目

治療前　腰から尻、太もも、足首にかけて、痛みとしびれがありました（外側）。

治療により　いまはほとんど痛みもしびれもなくなり、一日のうち、ときどき軽いしびれを感じる程度になりました。

院長コメント　Ｌ４、Ｌ５、Ｓ１からくる座骨神経痛。他の病院に通院したが治らず、「ＨＰで迷わず希望するところが見つけられた」と当院へ来院する。はじめは痛みのために顔をゆがめて腰に手を当てながら診療室に入っていたが、治療３回目で手を腰に当てなくなる。治療 10 回目でほとんど痛み、しびれが鎮静され、いまはデスクワークの仕事も楽にでき、大変喜ばれた。非常に重症な患者様で、難しい鍼技術を必要とした。

60歳 男性 千葉県船橋市　治療10回目

治療前　左脚がしびれて、歩行がぎこちなかった。

治療により　若干しびれがあるが、スムーズな歩行が可能となった。

院長コメント　ＭＲＩの結果、椎間板ヘルニアと診断されたが、腰部脊柱管狭窄症で歩けなくなって当院へ来院する。10 回目の透刺鍼治療でスムーズに歩けるようになった。

です。

でも、この鍼は超能力でも何でもありません。技術はちゃんと教えられること固まりが出るところはだいたい一定しているし、そこをやれば治るというのがわかります。ただ、普通はまず教えてもなかなかわかりません。卓越したものがあれば教えられます。うちの副院長には教えました。

いくら教えても、やはり本人の能力、素質、才能の差はあるのです。直観、患者様を見ての直観というのが大事です。視診と触診の能力も必要です。見て、触れて、どれだけ中がわかるか。皮膚の状態に、中のいろいろな病気が出ているところがあるのです。ＭＲＩでさえ出ないものでも、高い技術のある先生は診てわかります。

これはいくら教えても見えない人には見えないし、いくら数をこなしても、わからない人にはわかりません。

うちへはいっぱい〝偵察〟が来ます。患者として来て治療してもらいながら、

「先生、何サイズの、何の鍼使ってる?」とか聞くのです。それはもう実際は本人がプロなのです。「どこの鍼ですか?」と聞くから、教えてやります。

鍼が同じでも技術はマネできないことがわかっているからです。有名な医大の教授が、とぼけて患者のふりをして、鍼を全部調べていったこともあります。よい評判が立ったので、そういった方々も来院するのです。

「牧野式透刺鍼で世界の痛みの名医となる」のが夢

牧野式透刺鍼では本当に改善するので、患者様は北から南まで日本全国から来ます。

東京は近いから、東京はいたるところから来ています。いまはアメリカからの紹介が増えています。アメリカには日本人がいっぱい働いているので、わざわざ患者様を紹介してくれる邦人の家族がいるのです。

この前はサンディエゴからご婦人が来ました。その人が10回でずいぶんよくなってしまったので、今度は娘さんが来るそうです。「お母さんがよくなったから、今度は私が行きましょう」って、わざわざアメリカから来るのです。

カリフォルニア州のジェイムズ大学というところが私に目をつけて、平成16年に鍼灸学名誉博士号をくれました。翌年の平成17年には、イオンド大学が私を名誉教授にしました。名誉健康医学博士です。また学会で発表します。

どちらも、特別のすぐれた技術を開発したり持っていたりする人を抱えている大学で、先方から接触してきました。

神経への注目で、私のところにはさまざまな方面から、多くの誘いが来ます。近くの大きな病院からも、「鍼の病棟をつくるからその責任管理をやってくれ」とか、もういろんな話が来ます。すごいチャンスもいっぱいありました。

でも忙しいから断っています。というより、実際に目の前の患者様を牧野式透刺鍼で治療するのが自分の使命だと思っているからです。

患者様の真実の声

62歳 男性 東京都練馬区　治療13回目

治療前　お尻の痛み、ふくらはぎの痛みとしびれ、かかと、足裏のしびれ等があり、歩行が困難であった。

治療により　お尻の痛み、ふくらはぎの痛みがなくなり、しびれはまだ残っているものの、歩行が楽になった。

院長コメント　Ｌ５、Ｓ１の脊柱管狭窄症。300メートルくらい歩くと腰、尻、足の痛みがあり、歩行困難であったが、13回の馬尾神経の治療で駅から痛みなく歩けるようになる。

85歳 女性　治療18回目

治療前　歩行が困難だった。痛みが激しかった。腰、お尻、もも。

治療により　歩行が楽になった。姿勢がよくなった。痛みが軽減された。

副院長コメント　脊柱管狭窄症。両側の腰から膝裏まで痛くて10歩も歩けないと来院。両腰の３番目と座骨神経の圧迫からくる痛み。初診時は足がふらふらで、前に転びそうで、足を引きずるように歩いていましたが、いまでは背筋がピンと伸びて普通の人より速く歩けるようになり、本人も痛みがあったことを忘れています。

私の目指すのは「牧野式透刺鍼で世界の痛みの名医となる」ということです。私の未来のビジョンは、世界中の痛み・しびれに苦しんでいる人々を、透刺鍼でできるだけたくさん助けることです。

実際いまは外国からもいろんな紹介が来たり、相談もされたりするのです。世界中の痛み・しびれから患者様を救いたい。ホームページのアクセスも、いまは70万件を超えています。まず日本一になるでしょう。

今後の展望としては、講演活動もして、世界中の患者様を治したい——私は大きな目標を持っています。歌舞伎の中村勘三郎さんじゃないけれど、将来は透刺鍼のニューヨーク講演をやろうと思う。公開講座みたいなものです。実際そこで治療をするのです。3年計画です。

いまは英語の勉強を一生懸命しています。ニューヨークのマンハッタンででも、私の講演をやりたいから。英語でね。

第5章

自分でできる養生法

からだと心の両面から

養生法は一生の宝物

脊柱管狭窄症は、ある日突然痛みで歩けなくなります。でもそれまでには、腰の痛みやら足の痛みやらいろんな自覚症状が出て、1年もかかってある日突然ばたんと歩けなくなります。

そこを未然に防ぐ。歩けなくなる前に、未然に防ぐことはできます。

そういうふだんの養生法、健康管理があります。医学のことなんかわからない人でも、一般の普通の人でも、日常生活の仕方ひとつでちゃんと防げるし、自覚症状が改善されてきます。

私のところには、もうちゃんとかかっているお医者さんがいるのに、そちらの先生でなく、「先生、これどうしたらいいですか」と、私に答えを求めてくる患者様がたくさんいます。それだけ、医療行為である治療はしても、養生法なんかは教えてくれない人がたくさんいるのです。

教えてくれないなら、まだいい。安静にしなければいけないときに、「運動したほうがいいですよ」「水泳やっていいですよ」「ゴルフやっていいですよ」なんて〝指導〟する人もいます。これではますます悪くなります。

脊柱管狭窄症は養生ひとつで病状が全然違ってきます。よくなる養生がわかれば、これはもう一生の宝物です。それまでの日常生活をよく反省して、少しでも改善が早まるように、また改善したら同じことを繰り返さないようにしましょう。

この章ではからだと心と両方の養生法を詳しく書きました。

みなさんもぜひやってください。

自覚症状が出たらまず冷静な判断を

これまでにお話したように、自覚症状としては、まず腰、臀部、下肢が痛くなります。大腿部の真後ろや横、中央部、それから下のほうに来て、足のすね、外側、真後ろ、くるぶしの外側、足の裏、甲などが痛くなります。病気が進行してくると、腰、臀部、下肢の筋肉がバーンと硬直して、足先にしびれが出てきます。熱ももって灼熱感が出てきます。

そして間欠性跛行になり、ある日突然歩けなくなります。

そういう自覚症状が出たときは、まず慌てず、冷静な判断をしましょう。

第一に、「この病気を治す」という目標を持つこと（心の養生）

第二に、「治ったら、また楽しい生活を送り、趣味などを楽しむのだ」とい

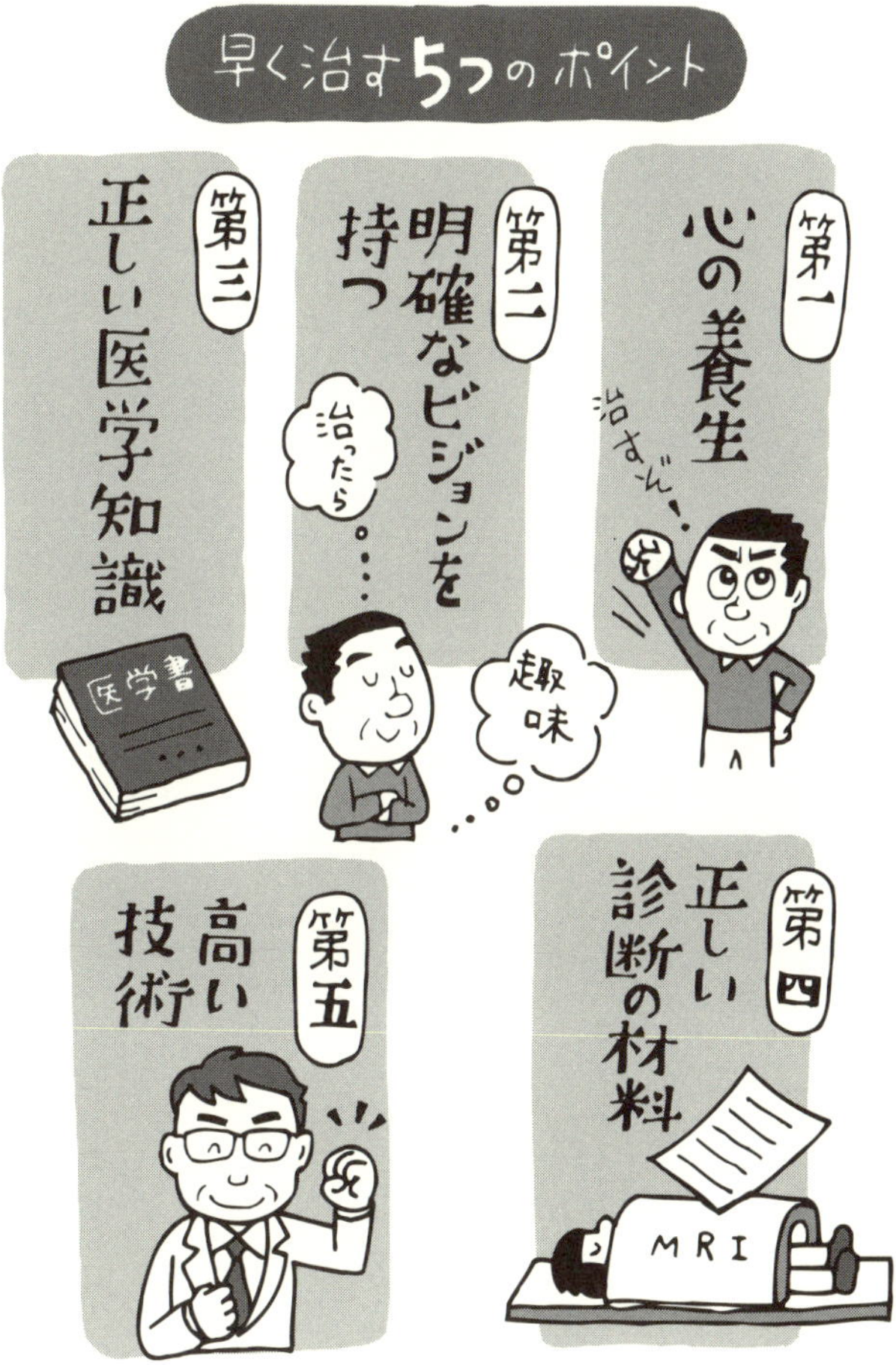
早く治す5つのポイント
第一
心の養生
治すぞ～!
第二
明確なビジョンを持つ
治ったら
趣味
第三
正しい医学知識
医学書
第四
正しい診断の材料
MRI
第五
高い技術

う明確なビジョンを持つこと。同時に、早く治すのだと焦らないで、心を落ち着かせることです。焦ると自律神経のバランスを崩し、交感神経が優位になって、痛みが出てきます。

第三に、脊柱管狭窄症を医学的に正しく知ること（正しい医学知識）

第四に、ＭＲＩ検査をすること（正しい診断の材料）

第五に、高い技術の先生にかかること。診断が正しくても、治療技術がなければ治りません。ちゃんと〝治せる人〟にかかることです（高い技術）

養生は心の養生とからだの養生と、両方あります。こうして心の用意をして、正しい知識を得たり高い技術の先生にかかりながら、からだの養生をしていきましょう。心身は一体です。内面から治療することで、早くよくなります。

ふだんから養生を守っていれば未然に防げるし、歩けなくても歩けるようになります。

手術で歩けるようになったり、しびれを改善するのは大変難しいのです。できるだけ手術をしないで、まず的確な技術を持った先生を全国から捜し出し、治療してもらうことです。

手術はそれでもよくならなかったとき、最後の手段で考えることです。

養生はとても大事です。養生一つでガラッと変わります。

それから、自覚症状を明確に知覚するよう、意識してください。自覚症状、自覚症状といっても、そもそも神経系が痛んでいると、感覚機能が低下して、異常をちゃんと知覚できないのです。

肩こりなんかも、全然気づいていない人がいるでしょう。もう右も左もパンパンに張ってすごく凝っているのに、何も感じないで「肩こりなんかないですよ」という人は結構いるのです。

日ごろから、からだの声を聞こうとする姿勢を養っておきましょう。

動けないとき、痛いときはまず安静

動けないとき、痛いときは、まず安静です。

痛み、しびれが出たら、1か月は安静にする。1か月たってまだよくならないときは、もう1か月安静に。安静にしながら、なるべく早く的確な技術を持った先生に治療してもらいましょう。

それを無理して、ゴルフをやったり散歩を長くしたりしていると、脊柱管狭窄症は間欠性跛行になり、「先生、助けてください。いろいろ治療しましたが、よくなりません」といって来院してくることになります。

痛みはとにかく注意信号、警告なので、絶対無視してはいけません。「安静にして寝ていなさい。そして高い技術の先生に見てもらいなさい」という警告です。

患者様の真実の声

60歳 男性 長崎県長崎市　治療4か月目

治療前　左脚付け根、すね外側が非常に痛かった。また両足親指の先にしびれ感があった。

治療により　7月、8月の集中治療で、左脚付け根部、すね外側部の痛みは改善された。また両足親指先のしびれ感も軽減した。その後、長時間椅子に座っていたり車の運転を続けると左脚すね外側が少し痛むが、姿勢を変えたり体を動かすと軽減する。

院長コメント　ＭＲＩの結果、腰部脊柱管狭窄症で、長崎より1日2回の1週間治療で来院する。集中治療でだいぶ自覚症状が改善されてきました。来年はゴルフもできるようになるでしょう。

56歳 女性 千葉県市川市　1日2回治療1か月目

治療前　歩行が痛くて精いっぱいでした。少し歩くと痛くなって、休みながらでした。

治療により　夜もよく眠れるようになり、歩行のほうも距離が伸びて、家事もできるようになりました。まだ少し膝だけ痛いときがありますが、感謝しています。

院長コメント　ブロック治療で痛みが止まらず来院しました。1か月の集中治療で自覚症状が改善されてきて、大変感謝されました。

痛みはまた、交感神経が優位になって、興奮状態になっているシグナルです。動くとよけい交感神経が興奮して、痛みが増します。

腰でもお尻でも下肢でも、痛みがあるとき、それから足裏、足先の指にしびれがあるときは、腰の神経根が圧迫されているのです。まず1か月は安静にして、常にラクな姿勢で寝ているのがいちばんです。腰部の神経根の圧迫が少なくなり、座骨神経の痛みも軽くなります。

とくに歩けないときは1か月は安静が必要です。動けば座骨神経が圧迫されるので、安静にして、横になる。それくらい重症の病気なのです。

「安静はかえってよくない。適度な運動をしたほうがいい」という人がいますが、痛いときはとにかくダメ。

腰痛のとき、「腹筋が弱いからだ」といって痛いのをがまんして腹筋運動をやったり、膝も「変形だから」というので、座らせて運動させたりしますが、とんでもない、そんなことをしても改善しません。膝もかえって硬直して水がたまって炎症が出たりします。ゴルフも水泳も、重い荷物を積んで自転車に乗ったりするのももちろんダメ。

とにかく「痛いときは安静」を肝に銘じてください。1か月から3か月は安静にしてほしい。これは強調しています。

痛みがラクになってから、適当な運動、散歩をしましょう。そしてまた痛みが再発したら安静にする。それを焦らず繰り返すのです。

「安静にしている」のカン違い

脊柱管狭窄症から来る座骨神経痛の痛みがとれない患者様の日常生活をチェックすると、ピアノレッスンを一日中している、まだゴルフをやっている、30分以上も散歩をしている、運動をしている、仕事で30分以上同じ姿勢で座っている、長時間車の運転をしている、座ってテレビを見たり本を読んだりしている……などなど、ちっとも安静にしていないのです。

「安静にしていますか？」と聞くと、「安静にしています」と答えるのです。「テレビは見ていますか？」「本は読んでいますか？」と聞くと、「見ています」「読んでいます」と答えます。「どうやって見ていますか？」「どうやって読んでいますか？」と聞くと、「座って見ている」「座って読んでいます」といいます。

そこで、「寝て見なさい」「寝て読みなさい」とアドバイスします。

それだけで、1週間後には痛みの自覚症状はかなりよくなっています。日常生活の仕方一つで、痛み、しびれはかなりよくなるのです。

脊柱管を広げる手術をしたのに歩けなくなってしまった患者様に「昼休みは何してるの？」と聞くと、「座って本を読んでいます」といいます。私はちゃんと矯正して治してあげた後で、「昼休みの1時間だけでも横になっていなさい」といいました。それを実行して透刺鍼をするだけでも、しびれがずいぶんとれて、かなりよくなりました。

でも実際は、「そんなことといっても、先生、仕事もあるし、安静になんかしてられない」「家事もあるし、子どもがいるし、安静になんかしてられない」という人も多いでしょう。

そういうときは、ちょっと姿勢を変えるだけでもいいのです。

姿勢を変えるのも効果あり

立つのも座るのも、同じ姿勢でいると、腰部の神経根が圧迫されて、座骨神経の痛みが増してきます。

だからなるべく同じ姿勢を続けないこと。

いちばんいいのは、前にあげた例のように、ちょっとでも横になることです。昼休みの1時間とか、10分とか15分でも、5分でもいいのです。

それもできないときは、たとえば仕事中ずっとパソコンに向いて座っているとしたら、30分たったらちょっと立つ。トイレに行くとかお茶をいれるとか、深呼吸するとか。何もしなくても、ただイスから立ち上がるだけでもいいのです。それだけで姿勢は変わっています。

なぜ姿勢を変えることが大事かというと、同じ姿勢でいると、ずっと同じ神経根、たとえば腰椎4番とか5番の神経根がずっと圧迫され続けるからです。姿勢が変わればその圧迫はとれます。

電車で座っていたら、30分後に立って別の席に移動するとか、映画館などで席を立てないときなら、少しでも向きや姿勢を変えるよう努力するのです。

30分以上同じ姿勢で座っていると、それだけで座骨神経を圧迫するので、姿勢をちょこちょこ変えるだけで痛みの症状はラクになります。

それでよくなってきたら、5分か10分散歩する。散歩も徐々に徐々に少しずつ歩いて、痛みが来たらまた横になって安静にする。こういうことを気長に焦

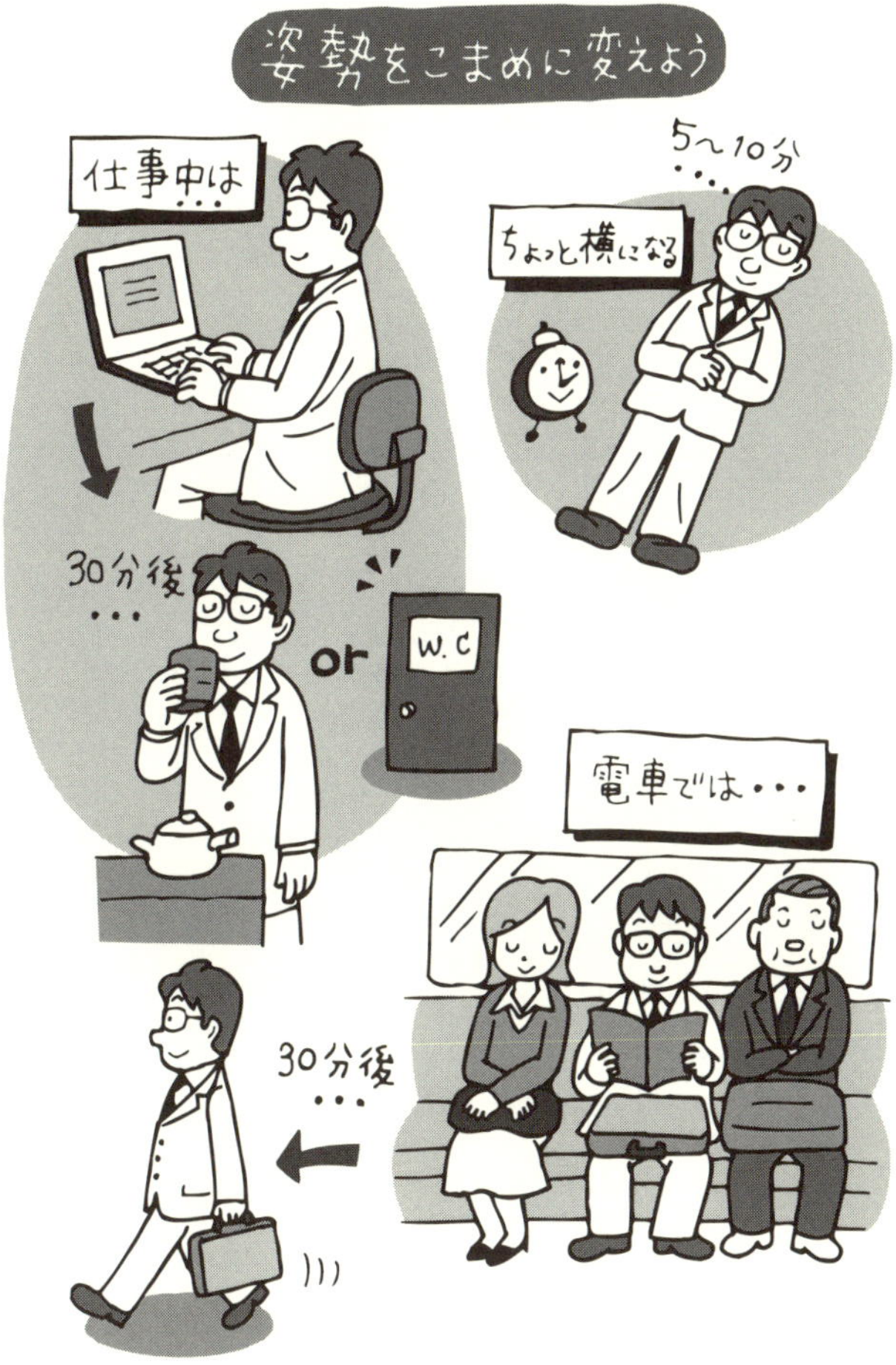
姿勢をこまめに変えよう
仕事中は…
5〜10分…
ちょっと横になる
30分後…
or
W.C
電車では…
30分後…

らず繰り返すのです。

横になるときも、やはりずっと同じ姿勢ではなくて、向きや姿勢は変えます。座骨神経痛では膝を曲げた状態がラクです。とにかく姿勢を変えてやる。

寝る姿勢も、人によってラクな姿勢は結構違います。病気も椎間板ヘルニアの人もいるし、すべり症の人もいます。その人の仕事も生活習慣も違います。主婦もいれば土木作業の人もいる、運転手もいればピアニストもいる。一日パソコンに向かっている人もいれば、ダンスをやる人もいるし、スポーツマンもいる。生活習慣から来る歪みと病気で、その人にラクな姿勢が違ったりします。

神経根が圧迫されないように、位置を考えて「あなたはこういうふうに寝たほうがいいよ」とか「こういう格好で」と教えています。

「痛み」を復習してください

痛みがあるときはまず安静を心がけながら、本書をもう一度最初からよく読み直してください。

そして痛みについて再認識してください。

・痛みは神経根の圧迫から来ています。この圧迫をとらないと、痛みとしびれはとれません。

・骨ではなくて神経が大事です。神経のつながりがよくなり、流れがよくなって、痛み・しびれが鎮静されてくると、歩けない状態が歩けるようになり、背骨も正常なS字に戻ってきます。「骨がよくならないと病気はよくならない」という誤った刷り込みをきれいさっぱり頭から消し去って、「神経の流れをよくするんだ」ということを新たに頭に入れてください。

・自律神経には交感神経と副交感神経があります。痛みというのは、交感神経が優位になって、興奮状態になっている状態です。動くとよけい交感神経を興奮させて痛みが増し、治らない結果になります。

・心を落ち着かせることで、副交感神経が優位になります。

技術に関しては、とくに間欠性跛行で歩けない状態にまでなってしまうと、よほど高い技術の先生にかからないと本当によくはなりません。真剣に探してみましょう。

そして自分もまた脊柱管狭窄症の正しい知識を知り、養生を心がけて、早く社会復帰することです。

お風呂と寝方について

痛みやしびれのあるときは、お風呂は避けたほうがいいのです。入ってしまうと、そのときは血管が広がって血流がよくなりますが、その後2〜3時間たつと血管が収縮するので、それがよくありません。痛みを誘発することになります。シャワーなんかなおさらダメです。

お風呂はある程度痛みがラクになってから、シャワーでなくて湯船にサーッと入り、体を冷やさないようにして寝るといいのです。痛みがあるのにどうしても入りたいときも同様。シャワーでなく湯船に入り、上がったら、冷めないうちにさっさと寝ることです。なお、痛いときは冷房も避けましょう。

寝ていても痛いときは、足が伸びた状態だと神経根が圧迫されて、よけい痛みが出てきます。曲げているほうが神経根の圧迫は少ないので、バスタオルを巻いて膝の下にあてがって膝を曲げて寝るか、横向きに寝て膝を曲げ、膝のあいだに枕を挟んで寝ると痛みがやわらぎます。

食べ物と飲み物について

いまは何かというと、玄米食に切り替えろとか、食物繊維をたっぷり摂れとか、食事の前に新鮮な果物をたくさん食べろとか、いろいろ食事療法の本が出ていますね。

食事について心がけてほしいのは、夕食は「腹五～六分」にするということです。そして50歳をすぎたら、地元で採れる旬の野菜や果物を多く摂ってください。

飲み物については、疲労回復などによい方法があるので、いくつか挙げておきます。

・紅茶を飲むとき、そこに蜂蜜を入れます。純粋な蜂蜜です。そこにレモンを搾る。これも無農薬の純粋なレモンです。疲れたときはこれを飲むとよく回復します。紅茶はできたらきれいなミネラルウォーターで入れます。

・のどが痛いときは、紅茶にショウガをすって入れて飲みます。疲れたときに飲むと、回復も早くなります。二日酔いのときはシソの葉を入れます。

・レモンだけ搾って飲むのも効果的。「レモン搾り」とか「レモン汁」とか、自動販売機や駅の売店などで売っている缶や瓶入りの果汁がありますね。

・体が疲れているときやお腹が空いているときは、コーンポタージュが何よりです。あれはエネルギーそのもの。本当にくたびれてお腹が空いているときは、エネルギーそのものを注入してくれます。

正しい呼吸法は、いちばん安上がりな健康法

全身の細胞は赤血球から酸素と栄養をもらって活動しているので、酸素が少ないと、細胞の活動も悪くなります。

現代人の普通の呼吸だと、新鮮な空気と入れ替わるのはせいぜい500ccくらい、それがちょっと意識して深く吸うだけで、2倍も3倍も入れ替わります。呼吸なんてお金も時間も何もかからない、これ以上安上がりな健康法はありません。ぜひやってください。

呼吸は吸うのも吐くのも、鼻からでも口からでもどっちでもいいのです。ヨガとかいろんな呼吸法では、よく鼻から吸って口から吐く、といいますが、呼吸に障害が来る人は、たいがい鼻から吸うのは無理です。

口から吸っても構わないのです。そのとき腹式呼吸で下腹を膨らませます。横隔膜が下がって肺が広がって、空気が肺に入ります。そして「あ〜〜」と声を出しながら息を吐く。スポイトの原理でお腹を引っ込めていくと、息が出ていきます。

無理をしないで、1、2でスッと息を吸ってまたお腹を膨らまして、3、4、5、6で吐く。力を抜いて、1、2でまたスッと息を吸う。

患者様の真実の声

54歳 男性 神奈川県小田原市　1日2回治療1か月目

治療前 お尻から太ももの裏にかけて痛みがある。足の太もも、ふくらはぎがしびれ、つる。足の裏がしびれ、感覚がなくなる。体が「く」の字に曲がる。長時間立っていられない。歩行は100メートルくらいで休んで、また歩く。

治療により 7回目くらいの治療でふくらはぎ、太もものつりが軽くなり、足の裏のしびれも軽くなり、歩行距離も伸びた。鍼刺しの直後歩くのがつらく、透析の終了後、痛みをともなった重さで歩くのが大変。

いまは歩行距離が伸び、歩行に少し自信が持てるようになった。しびれが軽くなった。

院長コメント 人工透析しながらの通院で集中透刺鍼をするので、お互いに大変でした。7回目くらいからだいぶ心に余裕ができて世間話もできるようになり、1か月目でだいぶ改善されてきました。

ベッドで寝ているときも、私が隣の患者様に病気の説明をしているのを真剣に聞いています。

やっているうちに、だんだん鼻でもできるようになります。

このとき、何でもいいから、とにかくいいこと、すばらしいこと、気持ちいいことをイメージします。「今日は素敵な彼女とデートが進行している」とか「今日の仕事がすでに一つちゃんと達成された」とか「世界中から患者様が紹介されてくる」とか。

未来形で想像するのはダメです。「今日は彼女とデートの約束がある。うまくいきますように」とか、「きっとうまくいくだろう」なんていうのはダメ。現在進行形か過去形でイメージする。もう楽しくテーブルを挟んで語らっているところとか、成功して次のデートを約束しているところとか。

で、夜もまた腹式呼吸をやりながら、明日のこと、未来にこうありたいという素敵なことを、現在形、過去形でイメージします。

こういうことをぜひ日頃からやってみてください。

ストレスは不健康のモト

ストレスはためないこと。ストレスなんていくらためたって、何もいいことはありません。自分がどんどんどんどんネガティブに不健康になっていくだけです。

患者様は、「先生、お酒は飲んじゃいけませんよね」「お酒はダメなんでしょう？」といいます。私は「お酒は、缶ビールでも一本か、日本酒なら一合くらい飲みなさい」といいます。

普通はダメなんです。血管を収縮させるから。でもうちは許します。なぜかというと、飲みたい人が飲まないでいると、ストレスがたまるからです。

タバコも同じ。吸わないストレスのほうが、健康に悪いのです。

だから「私はアバンチュールもお酒も好きだから。私が飲むんだから、あんた方も飲みなさい」といいます。

それを「ああ、オレは禁酒してるのにまた飲んでしまった」なんて自分を責めたりしたら、自分で自分を痛めつけてしまいます。そのストレスで、またお酒を飲んだりタバコを吸いたくなったりします。「まあ、いいや」と思えばいいのです。

女性のみなさんに

女性ならだれも「いつまでも若い私でいたい」「魅力的でいたい」と思うでしょう。

女性が若く、健康で、魅力的でいるためには、何といっても恋がいちばん！恋をし、だれかを愛しましょう。プラトニックラブでもいいのです。想像の恋でもいいのです。心の中でもいいから、だれかを好きになり、愛しましょう。

さあ、思いっきりおしゃれをしてください。素敵なバックを手に、新しい靴を履いて、外に出ましょう。

デパートで気に入った服は、どんどん着てみましょう。「素敵だけど私には似合わない」「若すぎる」「目立ちすぎる」「派手すぎる」はみんな禁句。目についたものは片っ端から試着しましょう。真っ赤なドレス、胸の大きくあいたドレス、スケスケのドレスも着てみましょう。

見たことのない自分、あなたの知らないあなたが出現しています。「私ってこんなに素敵だったのかしら」。自分をもっと魅力的に見せてくれる服がたくさん見つかります。

さあ、気に入ったドレスを着て、行きたいところに行きましょう。

ただ歩いていてもつまらない。好奇心を旺盛に働かせましょう。何もないなら、何か一つでも関心をもって歩きましょう。すれ違う男性を品定めしながら、好きな男性のタイプを思い描くのもいいでしょう。

「あの人素敵」「どうしよう、目が合った」「何かお話したい」「私のドレス、似合うかしら？」「私のバック、靴、似合うかしら？」……。思わず声をかけたくなるかもしれません。

「今夜、勇気を出してホストクラブに行ってみようかしら」……。それもまたよし。若い素敵な男性とちょっぴり恋の語らいをする――女性ホルモンの分泌が盛んになり、エンドルフィンも5割増しでどんどん出ます。年齢に関係なく若返ります。

人を愛し、何かに興味を持って歩いていると、一日が楽しくなります。だれかを愛したり、何かを好きになったりすると、脳は活性化します。そしていいホルモンをどんどん出してくれます。

愛するのは花でもよいのです。原色の赤、黄色、強烈な刺激のある花がいいでしょう。

たった一度しかない自分だけの人生です。勇気を持って歩いてみましょう。

それにはぜひとも健康でありたいもの。体のどこかが悪いと肌のツヤも悪くなります。猫背になって、素敵なドレスも台無しです。健康であれば、肌もきれい、髪もきれい、恋も愛も、もっと楽しくなります。旅行もゴルフも、好きなことが何でもできます。若く魅力的な女性でいるには、心とからだが健康でなければいけません。

鏡を見て、美と健康に敏感になりましょう。健康と心に意識が向くようになります。

そして鏡を見て、今日のこと、明日のことを楽しく考えましょう。

「今日は何をしようかな」「アバンチュールしようかな」「明日のコンサートは何を着れば私にいちばん似合うかしら」「まだ一度も赤のドレスを着たことがないから、思いきって着ていこうかしら」……。

鏡と仲良しになって、楽しく想像をめぐらせていくと、エンドルフィンの分泌は一層活発になり、若返り、顔も自然に笑顔が出て、きれいになります。

いつまでも若く魅力的な女性でいられるかどうかは、自分の心次第、考え方ひとつです。さあ、心とからだに自信をもって、勇気を出して、何かひとつ目標を持って、これまでできなかったこともやってみましょう。きっとこれまで知らなかった感動が、あなたを待っています。

「どんな人生を送りたいか」をイメージしましょう

病気を治すには、心の持ち方がすごく大きく働きます。

たくさんの患者様を見ていても、夢を持っている人は治りが早いのです。「治ったらゴルフに行こう」「旅行したい」——小さなことでもいいから、夢を持ち、ビジョンを持つことが大事です。ただ頭で、コトバで考えるのでなく、イメージするのです。絵として、映像としてイメージするのが大事です。

神経系というのは本当に不思議な働きをするもので、イメージした通りに脳が活動を始めてくれるのです。だから「苦しい、痛い、治るはずない、不幸だ」と思っていたら、ほんとにその通りになります。

楽しいイメージを描いている人は、脳がそれを実現するように動いてくれるのです。

でもそういう人は、ゴルフや旅行といったもの以前に、人生そのものに目標があって、ハッピーに積極的に生きたいという考えを持っていることが多いでしょう。

「病気はつらいし、痛い。だから治りたい」「でも治った後、別に何かしたいことがあるわけではない……」というのでは、やっぱりこれという目的が見えませんね。

「つらいことから抜け出したい」というのは消極的な願望です。「早く治ってこれをしたい、あれをやりたい」というのは積極的な願望です。消極的な願望より、積極的な願望のほうが、はるかに力が強いのです。

積極的な願望のない人は、この際だから、病気を機会に、人生を見つめ直してみてください。

「自分が望むこと、それを得るために何をすべきか考える」「数年先の未来のことについていま決断を下す能力」「長期的な展望こそ仕事と私生活の双方における成功の鍵を握る」――これはハーバード大学のエドワード・フィールド博士の言葉です。私のノートのメモ書きです。

まず自分が望むことを明確にすることです。

「自分が何を望んでいるのか」「どんな人生を送りたいのか」「何が好きで何が嫌いなのか」――意外にそれが見えていない人が多いのです。

自分が見えない人は、とりあえず「やっていて楽しい」ことがあなたの本質です。そこから「どんな人生を送りたいのか」も見えてくるのではないでしょうか。

そうしたら、それを得るために、何をするべきかを考えます。長期的な展望がないと、どうでもいい道をうろうろすることになります。

自分のやりたいこと、そのためにいま何をすべきかが見えてくると、病気に対しても積極的になります。自分の人生を楽しめる人が、やっぱり病気にも強いのです。

今まで書いてきたことは、私の患者様でやってきたことの実例です。どうも治りが悪いという人は、心の持ち方一つ、日常生活の仕方一つでよくなることがわかっています。

どうぞ実行してみてください。そして少しでも皆様のからだがよくなれば、私も大変嬉しい。世界中の幸せな笑顔が見たいものです。

楽しくやりましょう！

患者様の真実の声

81歳 男性 横浜市緑区　治療3か月目～7か月目

治療前　2/25 心臓病の妻が倒れ、意識戻らず。入院先の病院に宿泊・通院の日々。3/4 両脚膝下に少ししびれを感じ、地元の病院の整形で服薬、塗布薬を処方される。3/7 両脚股にしびれ、痛む。主治医によるブロック注射。（3/8 妻死亡）3/8 ～ 11 服薬及び痛み止め、点滴。3/12 朝がまんできない痛み。7:30A.M. 病院でブロック注射。完全に歩けなくなる。激痛両脚に走る。（妻の通夜。車椅子で臨む）3/12 夜まったく眠れない（妻の告別式。同じく車椅子）。3/13 激痛。3/14 ～ 23 別の病院で点滴。3/15 主治医ＣＴ撮影。脊柱管狭窄症と告げられる。「老人の手術のうえ全身麻酔で危険を伴う」「手術するしないは自分で判断を」「手術入院は 35 日くらい」とのこと。手術入院すれば妻の四十九日の法要ができず、子供・孫が心配してホームページで貴院を知る。3/24 貴院訪問。初診を受く。

治療により　１．3/24 第１回治療より徐々に痛み、しびれがとれてきた。膝の強い痛みで立ち止まることが何回かあったが、回復は順調。訓練と思い、家の中では杖を使わずに歩くようにして、回復状況を実感。

２．5/23 より子供たちの車での通院をやめて、電車通院に。院長先生より階段注意、坂を注意と何回も注意をいただいていたので、ホームや通路の歩行も十分注意しながら、支障なく歩けるようになった。

3．6/15 禁を破って馬込沢駅から貴院まで歩行実験。ゆっくりと小刻みに 1680 歩、14 分。坂道も十分注意して何ごともなく歩きました。3/24 から 85 日間、治療日数 40 日、治療回数 1 日 2 回で 80 回。車椅子より解放。6/18 妻の墓参りに行き、よくなったことを報告。
4．その後 4 か月で 28 回の通院を重ね、10 月に「もういいですよ」のお言葉。元の健康体を取り戻し、杖なしで歩ける喜びを実感しています。

人生の中にはいろいろな試練があり、出会いがあります。家内の急死、自分の「想定外」の発病、「何で」「どうして」と苦しみましたが、いま思えば私にとってはまさに試練でした。そして貴院との出会いがあり、高度な治療をしていただいて、まず歩けるようになり、そして完治しました。貴院との出会いは、私の忘れ得ないすばらしいものです。また人生の試練に勝て、病気を克服できた喜びは、私の今後に大きなプラスを生むものと思います。

院長先生はじめ、スタッフの方々ご一同様に、心からの感謝を申し上げます。先生の卓越した「心と技」の治療は言うに及ばず、スタッフの皆様には「こんにちは」の明るい声で迎えていただき、親切なお世話をいただきました。誠にありがとうございました。衷心より厚く御礼申し上げます。

院長コメント　奥様の急死と同時の発病など、私にとっても思い出深い患者様です。世の中の平和のためのボランティア活動をなさっている患者様で、私もいろいろ教えられました。素晴らしい出会いで、歩けるようになって本当によかったです。今後世の中の平和のために、よい種をまいてください。

第6章

悩み解消！
脊柱管狭窄症Q＆A

治療についてのQ&A

牧野式透刺鍼で神経根（脊柱管から脊髄神経が外に出ていくところ）の圧迫をとってやると、神経全体のつながりがよくなり、障害は自然とよくなります。的確な鍼治療にかかることにより、病気は進行せず、改善されてきて、治っていきます。進行前に早期に的確な鍼治療をすることで、早期の改善を目指しましょう。自分で心がける養生法としては、痛みのあるときは運動・歩行は止めて、安静にするとよろしいです。

Q1 脊柱管狭窄症の診断後、注射、ボルタレン座薬、セルタッチ、インテバンクリームで痛みをこらえています。歩行に支障が起こり、痛みが激しく起きる時や痛み止めが切れた時が激痛です。治療法はないのかしらと探しております。

A1 薬はあくまでも対症療法です。一時的に痛みは抑えられますが、根本の原因は神経根の圧迫です。圧迫をとらない限り、症状は進んで痛みもひどくなります。歩行の支障や激痛はかなり重度の進行なので、少しでも早い治療をお勧めします。

Q2 10分ほど歩くか、立っていると、腰からふくらはぎが痛くなります。少し座ると良くなります。治療院へ行ったところ、脊柱管狭窄症と言われ、5回ほど通院しました。

治療は、温めたり伸ばしたりしました。そのあと家に帰って、氷で冷やすように言われました。まったく効果が現れず、現在は行っていません。もっと行けば良いのでしょうか。よい治療法はありますか。

A2 原因は神経根の圧迫なので、圧迫をとる治療をしてください。

Q3 母が脊柱管狭窄症と診断されて、日々、辛そうなのでネット検索していてこちらを知りました。

住まいが奈良なのでかなり遠いのですが、症状が日々重くなっているみたいで、（特に治療は今はしていないのですが）これからどんどん重くなっていくとどうなるのかと、一人で悩んでいるみたいなのです。

母は60歳で歩行も車の運転も、家事もしています（辛そうですが）。寝て起きると手がしびれていて、しばらくすると動きやすくなるようです。肩のこりが激しく、いつもシップ薬を貼っています。

重くなってきているしびれや痛みに不安がいっぱいらしく、いずれは歩けなくなると思っているみたいです。

こんな母なのですが、治療すれば良くなり、明るく生活できるようになるでしょうか？　よろしくお願いします。

A3　しびれは病気が進行している状態です。下肢の状態は触れていませんが、たぶん支障があるのだと推察されます。放っておくと本当に歩けなくなります。

脊柱管狭窄症は神経の損傷ですから、神経細胞が修復されれば症状は回復していきます。根本の原因は神経根の圧迫です。

奥深い神経根に届く透刺鍼と高度な技術があれば、圧迫がとれます。圧迫がとれれば回復も早く、ちゃんと明るい生活が送れるようになります。なるべく早く治療に来てください。

Q4 先日整形外科に通院し、ＭＲＩにより腰部脊柱管狭窄症と診断され、マッサージと痛み止めを服用する日々です。整形外科ではブロック療法を勧められましたが、一時的な事ではないのでは!?と父は了解しません。

自分の事は二の次にしてしまう父なので、是非とも先生の所で治療してもらいたいのですが、初診時にはＭＲＩを持っていくのでしょうか?

A4 確かにブロック療法ではどうしても一時的な効果になります。どうぞいらしてください。ＭＲＩはぜひ持参してください。

Q5 私の母75歳が脊柱管狭窄症で一年ほど苦しんでいます。住まいは、神奈川県の相模原市なのですが、10分から20分ほど続けて歩くと痛みやしびれで歩けなくなってしまうので今では遠出ができなくなってしまいました。痛みは夜も昼も毎日続いているようです。

近所の国立病院や整体に通い、血流をよくする薬やしびれをとるビタミン12、鎮痛剤などたくさん薬を飲んでいますが一向に良くなりません。MRIの結果、手術をするほどひどくないと言われています。神経ブロック注射をしたり点滴をして痛みをごまかしてはいますが、最近では両手までしびれを感じるようになっています。

こんな母がかわいそうでしょうがなく、何か今と違う治療の方法を試してみては……と暗中模索している次第です。どうぞアドバイスをお願い致します。

A5 脊柱管狭窄症は神経根が周囲の筋肉のこわばりで圧迫されて起こるものです。圧迫がとれれば改善されてきます。高度な技術と的確な治療が必要です。

Q6 76歳の男性です。医師に腰部脊柱管狭窄症と診断されて1年10か月がたち、最初は、それほど神経にもさわっていないからリハビリをするように言われ、本人も頑張っていたのですが、だんだん歩行障害、排尿障害、今では神経障害になってしまいました。治る見込みはありませんか？

A6 あります。ただ排尿障害までいくと、もうかなり重度です。一刻も早くいらしてください。

Q7 私は、脊柱管狭窄症と知らず、運動をしてどんどん悪化して、今では座骨神経痛でつらい毎日を送っています。ついに体が希望通りに動かなくなり、今月はその運動を休んでいます。ホームページを見たのですが、治療を受ければまた運動を再開することができるでしょうか？

A7 できます。よくなった患者様はゴルフをしたり旅行を楽しんだりしています。治療のほかに、最初は安静が大事です。正確な知識を得るようにしてください。

Q8 今年、４月に整形外科でレントゲンとＭＲＩで腰部脊柱管狭窄症（左側です）と診断されました。

何箇所かの整形外科や整体に通い、一度のブロック注射、現在飲み薬と、理学療法士によるリハビリを行っております。しかし、４月からの経過をみると、なんの改善もみられず、困っています。ホームページを見て是非伺いたいなと思いメールをしました。

A8 ぜひいらしてください。神経根の圧迫をとればよくなります。来院するときは、できればレントゲンやＭＲＩの結果をご持参ください。

手術についてのQ&A

脊柱管狭窄症の手術は大変難しく、手術をしても良くなる保証はなく、良くなっても将来も良いままの保証はございません。手術で圧迫部位を取り除いても、筋肉の硬直が出てくると症状がまた出てくる患者様もいます。
牧野式透刺鍼の治療では、手術をしなくても、病気が進行しなくなり、ゆっくりしか歩けない方やよちよち歩きの患者様も、だんだん長く、早く歩けるようになります。治療ペースは、まず10回連続で治療します。遠方の患者様や激痛の患者様は、1日おき2回治療もしています。心臓疾患の患者様も刺激を弱くして治療できます。

Q1 73歳、女性。大学病院で脊柱管狭窄症と診断され、内服薬(ビタミン剤と血流促進剤)を服用6か月、手術を勧められています。下肢にしびれは常時、歩行200メートルほど。MRI検査では、手術をしてもおかしくない状態とか。歩行距離は徐々に短縮し、20分ほどの立ち姿勢も苦しく感じています。本人は手術はしたくないと思っています。術後でも貴院の治療は効果がありますか、お尋ねします。

A1 術後でも大丈夫です。当院にはそういう方がたくさんいらしています。ただ、一度手術してしまうと、治るまでには時間がかかります。

Q2 84歳の男性なのですが、最近では、しびれと筋肉がちぎれるような痛みがますますひどくなり（冷や汗が出てくるほどです）歩くのもままなりません。毛布をかけるだけでも痛く、家族共々どうしてよいかわかりません。

整形外科の先生には、「手術しかないのだろうが、手術自体も危険が伴うことや高齢であるのであまりお勧めできない」と言われています。対症療法として神経ブロック注射もあると言われましたが、高齢で入院が必要であることや長期間の効果は期待できない……などの理由で本人は受けるつもりはないようです。84歳という高齢でも鍼による効果は期待できるのでしょうか。

A2 できます。高齢者ならなお鍼がいいでしょう。といっても根本原因は奥深いところにある神経根の圧迫にあるので、長い透刺鍼と、かつ正確で高度な技術があるからできるのです。お尋ねのようなしびれや痛みの症状ではかなり重症です。早くいらしてください。

Q3 私の母が脊柱管狭窄症と診断されて、病院からは痛みを除去するには手術しかないと言われております。それなのに医者は完治するとは言いません。つまり痛みについては手術で除去できるが、後のことは保証できませんというのです。私は母に対しそんな無責任な病院での手術は薦められません。また母は72歳と高齢なので術後のリハビリにも不安がありますし、そもそも手術に耐えられるかどうかも心配です。高齢患者の手術について教えていただけないでしょうか？　宜しくお願い致します。

A3 高齢患者の手術のメリットはまずありません。せいぜい術後痛みがある程度解消されるというくらいです。その先生のおっしゃっていることはまったくそのとおりで、無責任どころか、むしろ正直で良心的な先生といえます。

Q4 父70歳が脊柱管狭窄症になり、しびれに悩んでおります。5分も歩くとまったく感覚がなくなり、転んでしまう状態です。今月16日に手術を受けるため県内の大学病院に現在入院しておりますが、いろいろな情報から手術があまり効果的ではなく、予後もあまり良いとは言えないと知り、父も手術を怖がっております。

A4 手術の前に透刺鍼の治療をお勧めします。体を拝見してみれば判断できると思います。

できれば手術をしないでしびれを抑えることができたらと思い、もし鍼治療を受けることができる場合、月に何回くらいの通院が必要でしょうか。

Q5 78歳の義母の脊柱管狭窄症についてお伺いしたいのです。症状は、両足のくるぶしから先がずっとしびれた状態で、まったく痛みはないのですが、歩くのが辛く、ヨチヨチといった感じです。糖尿病なので、食後歩かなければいけないのに、なかなか歩いてくれません。一昨年、つまずいて足の指を骨折したときも、痛みがなくそのまま完治しました。

病院でＭＲＩの写真を見せていただきましたが、神経が途中でぷっつりと切れている状態です。

治療として、２週間ぐらいの入院をして点滴で集中治療するか、圧迫しているところを手術して、神経が再生するのを期待するか……。

人によって結果は違って、良い方になるか、変わらずで終わるかどちらかと言うことです。義母は痛みがないので、このままで過ごしたいようですが、放っておくと症状が悪くなって歩けなくなるのではと心配しています。このような症状でも牧野式透刺鍼は効果があるのでしょうか……。

A5 もちろんです。ちゃんと歩けるようになります。骨折は骨細胞が自然に増殖してくれるのでそのままでも治りますが、脊柱管狭窄症は神経の損傷なので、神経細胞が修復しないと治りません。

外科手術の圧迫をとるというのは、脊柱管を広げる手術ですが、根本原因は脊柱管そのものでなく、脊柱管から神経が出る神経根の圧迫です。その圧迫をとれるのが牧野式透刺鍼です。

Q6 母が先日某病院に診察に行ったところ、脊柱管狭窄症と診断されました。2週間後くらいに入院して手術をすると言われたそうなのですが、私にはそれがどのような病気なのかまだ理解できません。

もし手術をしても治るのか治らないのかが半々ならば私は手術には同意したくはないのですが……母は毎日の犬の散歩を楽しみにしているので、入院なんてしてしまったら大変なことになるでしょう。牧野先生の治療である程度は治るのでしょうか？

A6 ちゃんとよくなります。脊柱管狭窄症は、脊柱管という脊髄神経の通っている管が狭窄して中の神経が圧迫されて起こるといわれていますが、本当の原因は脊柱管から神経が出ていく神経根という部分が周囲の筋肉の硬直で圧迫されて起こっています。その圧迫がとれれば心配いりません。

Q7 80歳になる母のことで初めてメールをお送りいたしました。早速ですが、母は「腰部脊柱管狭窄症」と診断を受けております。症状としては、腰から下が重だるく、足（くるぶしから下）がしびれているとのことです。最近は親指に痛みが増してきたといっております。

歩くことに関しては、重いながらも1時間ぐらいは、継続して歩けます。この時は痛みよりも、とにかく重だるいとのことです。地元のお医者様にかかりまして、ブロック注射を3回ほど受けましたが、好転しませんでした。有名人が手術をして回復したのを見て、楽になるなら手術もいとわないといっておりますが、私としては、高齢でもありますので賛成できません。お見立てとしては、いかがでしょうか。

A7 腰部脊柱管狭窄症には間違いないでしょう。根本原因は神経根の圧迫にあるので、それをとらないとよくなりません。

Q8 初めまして。86歳の母ですが、1か月の入院で、よくならず帰宅して、1か月経ちました。痛み止めにともらった座薬も効かず「痛い痛い」の毎日です。手術しかないと言われたのですが、ソウボウ弁閉鎖不全で、手術に心臓が耐えられないとのことで、ワーファリンを飲んでいます。それでも鍼は大丈夫でしょうか？

A8 大丈夫です。透刺鍼と高度な技術で、よくなります。心臓疾患の患者様にも、刺激を弱くして治療できます。

Q9 71歳の男性です。3月に入って右側臀部から大腿部、下肢まで突き刺さるような痛みから疼痛まで、さまざまな痛みが走り、3月9日には歩行に支障を来たすまでになり、整形外科でレントゲンを撮り「脊柱管狭窄すべり症」と診断され、レイナノンテープとモービック、テルネリン、ムコスタの投薬を受けましたが、痛みがとれずＭＲＩを撮って局部注射を受け、投薬もロキソニン、オパホルモン、ムコスタ、テルネリンに変わりました。

リハビリとしてホットパットと電磁マッサージを受けていますが一向に痛みもとれず、軽快の兆しもありません。このまま諦めるのか、手術をした方が良いのか、どうしたら良いのでしょうか。何か治療法はありますか。医者を変えた方が良いのでしょうか。

A9 体を拝見してみればわかると思いますので、一度来院してみてください。

Q10 66歳の主婦です。間違えた運動姿勢で脊椎の3、4、5をすべらしてしまいました。多分10年ぐらい前からなっていたと思います。4〜5年前、近所の整形外科でレントゲン検査の結果わかりました。ひどいすべり症と脊柱管狭窄です。

そのころは、それほど痛くなく運動を続けておりましたが、去年から歩行が「10分歩くと休み」の連続で、家事はあまり困らずできます。

痛みもしびれるぐらいで、イタイイタイと嘆くほどではありません。治療は指圧と鍼、そして、やはりストレッチで狭窄を治している先生に治療していただき、自分でも朝夕必ずストレッチは欠かしておりません。そのせいか、どんどん進行しているようにもみえず、かといって治っているようにも見えません。

先生のＨＰを見たら、歩けない方が歩けるようになったのに希望が持てたように思います。手術はリスクが大ですので、絶対イヤと思っています。簡単な説明ですが、いかがでしょうか？　ご意見を伺いたいと思います。

A10 すべり症から脊柱管狭窄症になる人は多いのです。しびれるというのは、痛みより重症です。脊柱管狭窄症の根本原因は神経根というの深いところの圧迫なので、それをとらないと改善はしません。

Q11 今年の9月で57歳になる男性です。ここ4～5年ほど両下肢のしびれを患っています。いろいろな医者に行きましたが、一向に良くなりません。5分くらい歩くと両下肢（お尻から足先まで全体）と、最近は性器が時々しびれ、続けて歩くことができません。

ちょっと屈むとまた歩くことができるのですが段々きつくなってきています。3年ほど前にレーザーによる手術を行いましたが全然変化がありませんでした。接骨院等も何度か通院しましたが良くなりませんでした。2か月前から整形外科に通っています。

病名は明確に腰部脊柱管狭窄症と診断され、現在、投薬（血流をよくする薬としびれを緩和する薬）と点滴を行っていますが、なかなか改善する気配はありません。外科手術も考えているのですが、最低3か月入院する必要があるといわれており、会社勤めの私にはちょっと長すぎて難しい状態です。一度お伺いしたいと考えているのですが、このような状態でも外科手術以外で治る可能性はあるのでしょうか？

A11 大丈夫です。一刻も早く来院してください。

手術をした人からのQ&A

手術で圧迫部位を取り除いても、筋肉の硬直が出てくると、また症状が出てきます。一度手術をしてしまった人は治りが悪くなりますが、牧野式透刺鍼によって、少しずつ改善されてきます。

狭窄部があっても鍼治療で硬直をとることで、神経のつながりがよくなり、症状が改善されてくるのです。当院で良くなっている患者様は、無理をして疲れをためることがなければ、将来も症状は出ないのです。

Q1 私は脊柱管狭窄症で苦しんでおります。昨年、手術をしたのですが、3か月経過した今も、右足で爪先立ちができないため、わずかの歩行でも足が張って痛く、そして排尿時につま先が少ししびれます。

このような状況ですが、先生のところで治癒は可能でしょうか？ よろしくご回答お願いします。

A1 可能です。ただ排尿時のつま先のしびれまで来ると、かなり重症です。なるべく早くいらしてください。

Q2 昨年の12月に狭窄症の手術を受け、間欠性跛行は治り、歩行はできております。ただ今回、鍼治療にすがるしかないと思ったのは、手術前にはなかった右足裏のしびれが24時間継続しており、特に歩くとそれがひどくなるからです。また、やはり手術前にはなかった右足付け根の部分の痛み、不安定感があり、仕事中、外出の際には磁気ベルトをして押さえております。

このように、比較的軽い症状かもしれないのですが、貴殿の治療でしびれは改善されるものでしょうか？　手術によって神経を圧迫している部分を完全に取り除いても、まだこのようなしびれがとれない理由がわからず、ずーと悩んでおりました。

A2　透刺鍼で神経根の圧迫をとれば改善されてくるでしょう。

Q3　73歳の父の症状でお伺いします。7年前に脊柱管狭窄症で手術をしております。その後、数年は良い状態だったようですが、ここ数年再び症状が出始めました。整形外科を受診したりもしましたが、投薬のみの治療で改善はされません。

2か月ほど前から神経ブロック注射を数回試してみましたが、痛みやしびれの顕著な改善にはなっていないようです。

この頃、MRI検査をしておりますが、検査結果としてはやはり脊柱管狭窄症との診断でした。この注射を打ち始めた頃と前後して、深い椅子に勢いよく座ってしまったことがあったようで、この時電気の走るような衝撃があったようです。これをきっかけに、椅子や床面に座ることがほとんどできなくなってしまいました。座って数分すると、腰から右足のしびれを感じるようで、立ち上がるときにも右足に痛みを感じるようです。

73歳ですが、現役で仕事をしているため、日中は座ることができずほとんど立った状態で過ごすしかありません。父のように、一度手術をしてしまった者でも治療の対象としていただけるのでしょうか……。

A3 大丈夫、治療の対象です。そういう患者様がたくさんいます。もっと早いとさらによかったのですが。少しでも早く来院してください。

Q4 6月7日に手術をして、27日後に（退院後）リハビリにて牽引（1回）をやってからかと思いますが、症状が悪化してしまいました。以前より歩行距離も短くなってしまい、術後の経過が良くないのですがそれが原因でしょうか？　ジムにて日々少しずつ運動をしています。

A4 脊柱管狭窄症は運動障害ではなく、神経細胞が損傷される神経の障害です。神経系が回復すれば運動も自然にできるようになります。反対に神経が修復されないうちに無理に動いたら、なお神経が損傷されます。今は運動をやめて安静にしていた方がよろしいです。なるべく早く来院してください。

Q5 実は母親が腰部脊柱管狭窄症になり、当たり前の生活が困難になってから今年で8年が経ちました。

二度の手術を受けたのですが、症状がよくなるどころか年々悪くなり、今はほぼ毎日ベッド上での生活を余儀なくされています。「下半身全体の感覚が鈍くなってきた」と本人は言っていますが、特に右足の痛みはもちろん、しびれがふくらはぎに集中するとのことです。

月に一度の通院でも、これといった治療の方法もなく、主治医の先生も困った様子で、私もこの先が不安で仕方ありません。手術した体にでも何らかの効果があるのでしょうか？

A5 大きな効果があります。根本の原因は神経根の圧迫です。「これといった治療」は、その神経根の圧迫をとる以外ありません。なるべく早くいらしてください。

Q6 私は福井県に住む67歳の男性です。今年4月3日に脊柱管狭窄症で手術をしましたが、足のしびれ・痛みが手術前とほとんど同じです。貴院のことはインターネットで知りました。一度治療をして欲しいと思います。

A6 ぜひいらしてください。遠方の方には短期の集中治療をしています。

Q7 2年前、脊柱管狭窄症の手術をいたしました（L2～5）。術後多少よくなりましたが、現在、術前より悪いように思います。足が重く上がらない。自転車にまたがれない。しこが踏めない。足踏みができない。歩行困難。お尻～足のつま先までしびれがある……。このような私でも如何なものでしょうか？

A7 手術したあとでも、透刺鍼で神経根の圧迫をとれば改善されてきます。安心して、なるべく早くいらしてください。

Q8 横浜市在住の69歳、男性。昨年12月初旬、脊柱管狭窄症の手術を受けました。術後、麻酔から醒めたときから右足薬指にしびれがあり、現在も治癒していません。２００メートルくらい歩くと右足膝裏や足首が痛くなり歩行困難です。約5分休むと再度歩行できます（無理すれば5キロくらい歩行可能）。手術前は、5分くらい歩くと右足膝裏だけ痛みを感じ、前かがみで数歩あるくと痛みはなくなっていました。

座ったり寝ているときは、痛みも違和感も感じませんでしたが、術後は安静時でも冷たく感じたり、暖かく感じたり、かゆい、もやもや感等々で精神不安定な毎日です。完治方法をお教え下さるようお願いします。

A8 脊柱管狭窄症の原因は、脊髄神経が脊柱管から外に出ていくところにある神経根というところが、周囲の筋肉の硬直で圧迫されることで起こります。完治方法は、この神経根の圧迫をとることです。原因がなくなれば、そこから起こる痛みもしびれも種々の障害もみな消えていきますから、安心してください。手術は脊髄神経の通っている脊柱管そのものを削って広げるので、神経根の圧迫をとるのは難しいでしょう。

おわりに

最後までこの本を読んでくださったみなさん、ありがとうございます。私の訴えたかったことが伝わったでしょうか。私はとにかく、真実を知っていただきたかったのです。

それは、脊柱管狭窄症は必ずよくなる、ちゃんと歩けるようになる、ということです。そして、養生は自分でできるということです。

そのために、ぜひ正しい医学知識を知っていただきたかったのです。また、治療が必要なら、ちゃんと治せる人にかからないといけません。

でも、いちばん根っこにあって、いちばん大事なのは、患者様本人の心の向き方です。人は、自分のからだの状態も、自分をとりまく環境も変えていくことができます。それには、自分の心の方向をちょっと変えるだけでいいのです。逆をいうと、心の向きが否定的だと、どんなにいい治療師にかかっても、難しい病気は治りません。難しい病気になるほど、体の奥にある心の向きや意識が大事です。

思いは実現するというのは本当です。

「どうせ治らない」「このままでもいいわ」と思っている人は、「治らない」「このままでいい」という思いがちゃんと実現して、治らないままでいます。「治りたい」「治る」「治そう」と思っている人は、そのときすぐに治らなくても、よい情報に出会ったときにそれを見逃さず、知覚・反応することができます。それは行動に変わります。そしてそこから治癒への道が始まります。

病気にならない人、病気になっても治る人、成功する人、人生が楽しい人は、みなこの心の働きを知っている人です。

心の向きは、ちょっとしたことでも変えられます。

私の治療院には、玄関の内側の壁に2ヶ所、「先ず笑って下さい」と大書した紙が張ってあります。一つは、治療にいらしたお習字の先生が書いてくださったものです。待合室に座ると、この「先ず笑って下さい」という言葉がすぐ見えるようになっています。

心は表情に表れますが、不思議なもので、表情はまた心に働きかけるのです。心の向きをちょっと変えるのです。そしてこの「心の向きがちょっと変わる」ということが、とても大事です。ちょっと変わった心の向きは、次はもっといい方向に向きやすくなります。そして治ろうとする心の力もまた強くなります。

これらはちゃんと神経細胞の情報に置き換えられて、今度はからだの細胞がそれに対応して働くようになっているのです。だから心の働きが大事なのです。

本当に人の力は無限大です。

牧野式透刺鍼もまた、本書を書いているあいだにも進化して、技術もさらに高くなっています。〝世界の透刺鍼〟という私の目標もまた、夢から現実に変わろうとしていることを感じています。

高齢の方でも、病気をあきらめてはいけません。

脊柱管狭窄症は怖くありません。歩けなくなった人、日常生活が不便になったり困難になったりした人も、あきらめないで、ちゃんと自分の二本足で歩き、生活をもとに戻し、ゴルフでも旅行でも好きなことは何でもして、人生を楽しめるようになりましょう。

最後になりましたが、今回の出版では、現代書林の平川潔さん、長瀬雅昭さんに大変お世話になりました。感謝いたします。

また、身内になりますが、当治療院のスタッフの一人ひとりと、副院長である牧野晶一に、また公私にわたって支えてくれた亡き母、りんに感謝します。

牧野申吉

〈主な参考文献〉

『最新・鍼灸治療学』木下晴都（医道の日本社）
『坐骨神経痛と針灸』木下晴都（医道の日本社）
『人体解剖学』藤田恒太郎（南江堂）
『ペインクリニックの実際』兵頭正義（南江堂）
『写真で学ぶ整形外科テスト法』ジョセフ・J・シプリアーノ著　斉藤明義監修（医道の日本社）
『カーネギー名言集』ドロシー・カーネギー編　神島康訳（創元社）
『思考は現実化するI』ナポレオン・ヒル著　田中孝顕訳（騎虎書房）

●読者の皆様へ
小社の出版物をご購読いただき、誠にありがとうございます。
本書をお読みになっていかがでしたでしょうか。ぜひ、ご意見・ご質問等をお寄せください。また、これからも皆様のニーズに応える有益な情報に溢れる書籍を出版していきたいと思いますので、出版ご希望のテーマや著者、企画提案などもあわせて、下記の小社編集部あてにご連絡いただければ幸いです。

現代書林　編集部

突然歩《とつぜんある》けなくなる脊柱管狭窄症《せきちゅうかんきょうさくしょう》

2007年 5月15日　初版第1刷
2014年10月20日　　　第8刷

著　者 ―――― 牧野申吉《まきのしんきち》
発行者 ―――― 坂本桂一
発行所 ―――― 現代書林
〒162-0053　東京都新宿区原町3-61　桂ビル
TEL／代表　03(3205)8384
　　　編集　03(3205)8882
振替／00140-7-42905
http://www.gendaishorin.co.jp/
カバーデザイン ―― 吉崎広明
図版 ―――― メディカ 川本満
イラスト ―――― 中山成子

印刷・製本：広研印刷(株)
乱丁・落丁本はお取り替えいたします。
定価はカバーに表示してあります。

ISBN978-4-7745-1008-8 C0047